初为人母

新生儿护理与产后保健全方案

吴广琴◎著

中国妇女出版社

图书在版编目（CIP）数据

初为人母：新生儿护理与产后保健全方案 / 吴广琴
著. —— 北京：中国妇女出版社， 2020.9（2023.5重印）
ISBN 978-7-5127-1881-4

Ⅰ.①初…　Ⅱ.①吴…　Ⅲ.①新生儿-护理②产褥期
-妇幼保健　Ⅳ.①R473.72②R714.61

中国版本图书馆CIP数据核字（2020）第118190号

初为人母——新生儿护理与产后保健全方案

作　　者：吴广琴　著
责任编辑：陈经慧
封面设计：尚世视觉
责任印制：王卫东
出版发行：中国妇女出版社
地　　址：北京市东城区史家胡同甲24号　　邮政编码：100010
电　　话：（010）65133160（发行部）　　65133161（邮购）
网　　址：www.womenbooks.cn
法律顾问：北京市道可特律师事务所
经　　销：各地新华书店
印　　刷：三河市祥达印刷包装有限公司
开　　本：170×240　1/16
印　　张：16.75
字　　数：230千字
版　　次：2020年9月第1版
印　　次：2023年5月第2次
书　　号：ISBN 978-7-5127-1881-4
定　　价：49.80元

亲爱的准妈妈：

　　恭喜你即将迎来小宝宝的诞生。为此，我们为你准备了这本书，希望能对你有所帮助，使你的小宝宝一出生即能得到最好的照顾。迎接宝宝到来的过程是幸福而美好的，它能使丈夫与妻子经常分享宝宝即将来临的幸福与欢乐，也能增进彼此之间的感情。养育孩子是父母共同的责任，在宝宝即将来临之际，你不妨和你的丈夫一起读一读这本书。它会告诉你初为人父人母，该怎样科学地养育婴儿，使你消除因未曾有过这样的经历而产生的畏惧心理，信心百倍地迎接你家中新成员的到来。

　　其实每个准妈妈都和你一样，会因为宝宝即将出生而产生情绪上的波动。喜悦和焦虑会交替出现，一般表现为脆弱、易激动、易紧张和平淡四种状态。也可能陷于一种"预期性茫然或担忧"的状态，开始考虑种种将要面临的新问题，并由此产生心理压力，会担心腹中胎儿的孕育状况，以及在孕期和产程中可能遇到的困难。为了你的安全和胎儿的

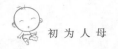

良好发育，怀孕期间保持身心健康是重要的，应该乐观地面对一切，适当地增加营养及睡眠，特别是在孕期的最后几个月，每晚应保证8小时的睡眠时间。由于胎儿重量的增加，孕妇的腿部及脚踝会受到更大的压力，并由此引起脚踝浮肿，休息时如果将脚抬高可缓解或减轻症状。孕期适当的活动也是非常必要的，因为这样有助于加强全身肌肉的张力。在孕期最后几周，你的下肢可能会出现疼痛及抽筋（腓肠肌痉挛），这是由于胎儿在生长发育的过程中，通过胎盘从你的体内吸收了大量的钙质，使得母体处在低钙水平，故造成了腿部痉挛。这时应注意补充钙剂。饮食的质比量更为重要，应多食蛋白质含量高的食物。新鲜的水果及蔬菜提供维生素和矿物质，动物肝脏等富含铁，均应注意补充。

孕期应穿宽松的衣服，鞋子后跟宜低，但又不完全是平跟，应以轻便、舒适为宜。

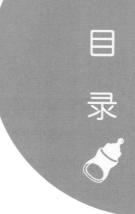

目 录

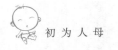

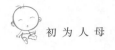

第六章　新生儿常见病 | 104

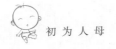

第七章 婴幼儿喂养及护理 | 173

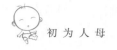
下篇 产后保健全方案

第一章 科学坐好月子不留病 | 192

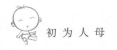

第四章 产后健身与美容 | 245

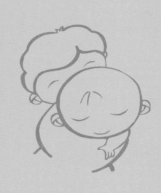

上篇
新生儿护理全方案

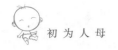

002

第一章　初来人间的小天使

 婴儿的出生

　　王晓今年26岁了，婚后半年，月经停止，乳房胀痛，饮食习惯也发生了改变，还时有烦躁及疲乏之感。她在丈夫的陪同下来到了医院，检查后医生对她说："恭喜你怀孕了！"王晓激动地问："我真的怀孕了吗？"医生笑着说："是的，小宝宝几个月后将来到你家，准备当个好妈妈吧，回去看看有关的书籍。"接着，医生又耐心地讲述了有关孕期的知识，并送了一张胎儿生长发育图供王晓参考，还说："现在是秋天，你的年龄又在25~30岁，是最佳受孕时间和年龄。"

胎儿发育的过程

　　第一个月：胚胎开始长出心脏、肝脏及消化系统。胎儿通过胎盘及脐带（连接成长中胎儿至子宫壁的血管结构）获得营养并排泄废物。整个胚胎的长度约为0.5厘米。

　　第二个月：第八周结束前胎儿的手臂及腿部开始形成。胎儿大部分的内脏器官都已发育，微小的心脏也开始活动，面部轮廓比较清晰，脑部开始快速发育。此时胚胎长度已长到近5厘米。

第三个月：胎儿快速发育，轮廓分明，手指、脚趾、耳朵、眼睑都已形成，重约28.35克，长约8厘米。

第四个月：胎儿所有器官都已形成，只是继续增大。胎儿变得更爱活动，身长约15厘米，体重约113克。

第五个月：用医生的听诊器可以听到胎儿的心跳声。胎儿的活动变得强而有力，孕妇更容易感觉到。胎儿身长约25厘米，体重约227克。

第六个月：孕妇的腹部继续增大，胎儿的活动更为有力，皮肤呈红色且有皱纹。胎儿身长约30厘米，体重约680克。

第七个月：胎儿的眼睛偶尔会张开。如果这时候出生将被视为早产儿，需要给予特别的护理。胎儿体重约1100克，身长约38厘米。

第八个月：胎儿此时几乎完全长成，其活动已强到在腹部外面就能看到胎儿活动，其皮肤不再那么皱。通常其头部朝下，出生时就是这个姿势。胎儿的体重约1800克，身长约42厘米。

第九个月：胎儿已经发育成熟，头上长了头发，能在母体外生存，并已落到下腹部准备出生。胎儿的体重为2700克～3200克，身长约50厘米。

什么叫新生儿期

新生儿期是指从出生到满28天的这段时间。新生儿期是新生儿适应周围环境的过渡时期。出生前，胎儿在母亲的体内通过胎盘得到氧气、营养，并排出废物。出生后，新生儿开始了"独立生活"，为了适应新

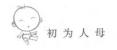

的外界环境，机体要发生一系列重大变化，如呼吸的建立、血液循环的改变及消化系统开始运转等。

- 28天内的宝宝叫新生儿；
- 29天～1岁的宝宝叫婴儿；
- 1～3岁的宝宝叫幼儿。

新生儿有足月新生儿、早产儿和过期产儿之分。凡妊娠满37周出生的婴儿，为足月新生儿；小于37周为早产儿；大于42周为过期产儿。足月分娩的新生儿体重在2500克～3999克，为适于胎龄儿；小于2500克为足月小样儿；大于4000克者为巨大儿。正常新生儿出生时的身长一般为48厘米～52厘米，头围约34厘米。

出生的信号

1.阵痛

从怀孕8个月末开始，子宫不规则收缩的频率增加，无论是坐立或行走时，准妈妈常常感到腹部一阵一阵地发紧、变硬，这是子宫在收缩。在分娩前1～2周常有不规律的子宫收缩，多于夜间出现，清晨消失。如果宫缩持续时间较短而间歇时间较长，并且没有规律；宫缩强度弱，只引起轻微胀痛，并且仅局限于下腹部，这种宫缩并不是临产的宫缩，不必去医院处理。如果子宫收缩开始变得很有规律，3～5分钟一次，每次持续30～60秒，而且间隔时间越来越短，宫缩的力度越来越强，这就是临产前的宫缩了，需要立即去医院。

2.见红

在分娩前24小时左右，由于内分泌的改变，子宫下段与子宫颈发生生理性扩张，其附近的胎膜与周围的子宫壁发生分离，毛细血管破裂出血，再与子宫颈内的黏液及阴道分泌物相混合，形成带血的黏液性分泌物排出，这就是"见红"。一般出血量较少，不超过平时的月经量，质地较黏稠。此时如果没有宫缩一般不需要立即去医院。

3.破水

正常情况下，生活在子宫中的胎儿被胎膜包裹着，胎膜平滑柔软、富有弹性，内部充满了羊水。临产时，随着胎头的逐渐下降，胎膜会被挤破，使羊水流出来，起到润滑阴道和冲洗阴道的作用，这种现象称为"破水"。破水一般发生在宫口基本开全之后，破水之后胎儿很快就会娩出。但也有少数准妈妈会在分娩启动之前破水，如果发生这种情况要立即平躺，及时前往医院分娩。

自然分娩的过程与应对

分娩的全过程是从规律宫缩开始至胎儿和胎盘娩出为止，分为3个阶段。正常情况下，生第一个宝宝时，从规律的腹痛开始到分娩结束，整个过程一般不超过24小时。

1.第一产程

第一产程又称"宫颈扩张期"，是指从产妇出现规律性的子宫收缩开始到宫口开到10厘米为止，也就是常说的"开到10指"。分娩开始时大约每隔10分钟子宫收缩1次，持续的时间很短；逐渐地子宫收缩越来越频繁，每隔2～3分钟1次，每次持续1分钟左右，宫缩力量也明显加强；子宫口随之逐渐开大，直到扩张到10厘米宽，为子宫开全，这时第一产程结束。

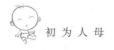

子宫开始收缩时，产妇会感到肚皮发硬，小腹或腰部有疼痛并伴有下坠感。因为每个人的身体情况不同，对疼痛的敏感程度也不一样，所以不同的人对于这一阶段的感觉和承受能力是不一样的。一般初产妇因宫颈较紧，子宫口扩张较慢，第一产程需11～12小时；经产妇宫颈较松，子宫口扩张快，第一产程需6～8小时。

宫口扩张的速度不是均匀的，宫口扩张3厘米以前为潜伏期，平均每两小时宫口开大1厘米，最慢速度每4小时开大1厘米；宫口扩张3厘米～10厘米时为活跃期，宫口扩张速度加快，平均每小时宫口开大2厘米。

在第一产程，医生会每半小时听一次胎心，还可能进行胎心监护。第一产程早期每半小时进行一次经肛门或阴道的检查，后期每1～2小时检查一次。还会每间隔4～6小时测一次血压，血压异常者应缩短测血压、体温及脉搏的间隔时间，有高血压、宫内感染危险因素者会缩短测量的间隔时间。

产程刚刚开始时，宫缩持续时间短，间歇时间长，子宫收缩力较弱，产妇感觉腹痛程度轻，可以忍受。此时如果还没有破水，可以适当下床活动；如羊水已破，应立即卧床待产，以防胎儿脐带脱出。慢慢地，宫缩越来越频繁，而且疼痛时间加长，初产妇常会紧张恐惧。这时最需要坚持和信心，每次宫缩时不要去想接下来还要痛多久，应该想到宫缩既带来疼痛也带来希望，因为很快就要与宝宝见面了。如果感觉疼痛难忍可以变换各种体位，找出自己感觉最舒服的姿势，但要避免平躺。还可以做一些放松的动作，如均匀地呼吸，用两手轻轻揉下腹，腰骶部胀痛较重时可用手或拳头压迫胀痛处。

分娩是十分消耗体力的，宫缩再紧也有放松的时候，在宫缩间歇期一定要抓紧休息，全身放松，注意吃好、喝好、睡好，并按时排便，密切配合医护人员。很多产妇喜欢吃巧克力，因为巧克力热量高，吃起来也很方便。还要注意勤解小便，因为胀大的膀胱不仅会影响胎头的下降，还可能影响宫缩。如果出现排尿困难应及时告诉医生，医生会检查有无头盆不称的情况，必要时医生会用导尿管导尿。如果没有禁忌证的话，医生会给产妇灌肠，以促进子宫收缩及排出大便，减少大便污染。

在第一产程末，宫口快要开全时，或胎儿是枕后位时，由于胎头对直肠的压迫，产妇会有不由自主地向下用劲儿的感觉。这时，医生会提醒产妇千万不要过早用劲儿，以避免给胎头和宫颈增加不必要的负担。当出现这种情况时，产妇可以抬起下巴，这样容易向喉咙方向使劲儿，并慢慢地吐气，避免腹压过大。此时产妇千万不能自行下床解大便，以免发生危险。

2.第二产程

第二产程又称"胎儿娩出期"，是指从宫口开全到胎儿娩出为止。胎儿随着强烈而频繁的宫缩逐渐下降，产妇会感觉宫缩疼痛减轻，当胎儿的先露部分下降到骨盆底部并压迫直肠时，产妇在宫缩时会有排便感，会不由自主地随着宫缩向下使劲儿，直到胎儿顺着产道从完全开大的子宫口娩出。这一过程初产妇需1~2小时，经产妇通常数分钟即可完成，但也有长达1小时的。

第二产程是最紧张、最消耗体力的时期，也是保障母子安全的关键时期，能否顺利进行要看产妇能否与医生密切配合。产妇要随时告诉医生自己的感觉，并听从建议和指导。这时除强有力的宫缩外，还有腹部

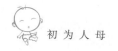

肌肉收缩的压力，二者必须互相配合，力量才会强大，才能顺利地娩出胎儿。因此，产妇正确地用力，增加腹压，对分娩至关重要。在宫缩刚一开始时，先深深地吸一口气，闭口不要漏气，然后随着子宫收缩的节奏向肛门方向用力，直到宫缩结束为止。注意用力时臀部不要抬起，手可以拉住产床边上的手柄。宫缩间歇时要注意安静地休息，不要用力。这样反复的子宫收缩和腹肌压力的配合能加速胎儿的娩出，缩短第二产程。当胎头即将娩出时要张嘴哈气，避免使猛劲儿，以防胎头娩出过快造成产妇会阴撕裂。

3.第三产程

第三产程又称"胎盘娩出期"，是指从胎儿娩出到胎盘娩出的全过程，一般在10～20分钟，不应超过30分钟。胎儿娩出后不久，随着轻微的腹痛，胎盘剥离娩出，或接生人员轻轻按压子宫底部，牵拉脐带娩出胎盘。胎盘娩出后，应检查产妇的会阴、小阴唇内侧、尿道口周围及阴道宫颈有无裂伤，如有裂伤应立即缝合伤口。如果胎盘未及时娩出或只有部分娩出，医生会采取相应措施，产妇安静休息并配合即可。

剖宫产的过程与应对

1.应该选择剖宫产的情况

一般有以下状况的准妈妈可能需要剖宫产：

● 胎儿过大，胎头无法通过准妈妈的骨盆。

● 准妈妈的骨盆狭窄或畸形。

● 准妈妈患有严重的妊娠高血压综合征等疾病，无法承受自然分娩。

● 高龄初产，一般指35岁以上的准妈妈初次生产。

● 有多次流产史或不良产史，防止胎儿在分娩过程中发生意外。

● 分娩过程中胎儿出现缺氧，短时间无法通过阴道顺利分娩。

医生会根据准妈妈的身体情况和是否存在剖宫产指征来建议是否选择剖宫产。

2.剖宫产的时间

医生会根据妊娠的周数和有无产科并发症来决定进行手术的时间。

3.术前注意事项

手术前要注意保持身体健康，预防患呼吸道感染等疾病。剖宫产前一天晚饭后就不要再吃东西了，手术前6～8小时不要喝水，以免麻醉时呕吐，引起误吸。

4.手术一般怎么做

首先，要对准妈妈的腹部进行清洗消毒，插入导尿管，然后进行麻醉。麻醉是手术中一个很关键的环节，现在常用硬膜外麻醉。麻醉师通常会在准妈妈腰椎第3～4节之间插入一根硬膜外导管，药物经过导管缓慢释放。准妈妈依然保持清醒状态，但腹部痛觉消失。术后可以保留麻醉管24小时，配以术后镇痛泵，有效缓解术后疼痛。还有其他几种麻醉方式，如腰麻、全身麻醉等，可以根据准妈妈和医院的实际情况进行选择。紧急情况下医生会进行局部麻醉，缩短等待时间，保证将胎儿迅速娩出。选择麻醉方式必须征得产妇和家属的同意，并且签字认可。

麻醉后，医生会在准妈妈耻骨联合处上方切开一个水平的切口，在宫体两侧与腹壁之间填入盐水纱垫，以推开肠管，防止羊水及血液进入腹腔。切开腹膜，分离下推膀胱。之后医生会根据胎头位置高低决定子宫的切口位置。一般在子宫下段横着切开子宫。如果子宫下段已经充分

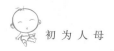

扩张，两侧有静脉曲张或胎头已深深嵌入盆腔，医生会在子宫下段中部纵行切开子宫。接着，用血管钳刺破羊膜，吸净羊水后以左手向上牵拉子宫切口上缘，右手将胎头以枕前位向子宫切口外上方托出，同时助手在子宫底加压，协助娩出胎头。胎头娩出后医生会立即用手挤出胎儿口鼻中的液体，或用橡皮球及吸管吸出口鼻中的液体，然后将胎儿颈部向一侧倾斜，两手牵拉胎儿下颌帮助胎儿双肩娩出，继而整个身体娩出，剪断脐带。

无痛分娩真的一点儿也不痛吗

自古以来，分娩总是和疼痛联系在一起的，人们一直在寻找消除分娩疼痛的方法。目前，分娩镇痛方式主要分非药物镇痛和药物镇痛两种。非药物镇痛包括产前教育、心理疏导、肌肉放松、产程中调节呼吸等。针刺麻醉也在不断尝试之中，可以应用针灸或电针刺激穴位，如通过针刺合谷、三阴交、足三里等穴位进行止痛。

药物止痛主要有以下几种：

● 根据产程的不同阶段，可用哌替啶100毫克肌肉注射，镇痛效果较好。

● 浓度50%的笑气加浓度50%的氧气吸入，镇痛效果较好。

● 会阴局部阻滞麻醉。

● 连续硬膜外麻醉。

目前最常用于分娩止痛的是硬膜外阻滞麻醉。麻醉后宫缩时产妇仍有感觉，但疼痛明显减轻，在整个产程中产妇能安静休息。但受麻醉影响，到第二产程宫缩时产妇缺乏向下排出的迫切感。由于腹直肌及提肛肌松弛，产妇常常屏气乏力，需要借助阴道助产的机会明显增多。因此，采用硬膜外麻醉阻滞止痛适用于有妊娠并发症的产妇。另外，椎管内麻醉可引起产妇血压波动，因此需要严密观察产妇的血压等生命体征，并需要由经验丰富的麻醉医生来操作。

哌替啶用于分娩止痛始于1940年，最常用于第一产程，常用剂量为50毫克~100毫克肌肉注射。肌肉注射后15~20分钟开始起效，1~1.5小时作用达到高峰，2小时后作用逐渐消退。注射哌替啶后，产妇有愉悦感，对产痛反应迟钝，宫缩间歇时常表现为嗜睡，但唤之能醒，且能与医务人员配合，可持续止痛3~4小时，药效过后可再次注射，但在整个产程中最好不超过两次，最后一次注射应在分娩前至少3小时，以免引起胎儿呼吸抑制。

用于分娩止痛的另一种药物为安定，常用剂量为10毫克静脉注射。与哌替啶比较，安定可以镇静，使烦躁不安的产妇得到休息，宫缩情况也可以得到改善，还可松弛宫颈口，有利于缩短产程。

与宝宝的第一次亲密接触

经过十月怀胎的期待和一朝分娩的挣扎，终于，宝宝出生了！脐带通常在宝宝出生后几分钟就会被剪掉。如果爸爸被允许进产房，那么这一光荣的使命就会交给他来完成。医生有可能从脐带里抽取血样以供稍后检验（如血的pH值），如果愿意保留宝宝的脐带血或把脐带血捐献给血库，操作过程也就在此时进行。

医生会用吸管或吸耳球清除宝宝口腔和鼻腔里残留的黏液和羊水，以确保鼻腔完全打开，畅通地呼吸。

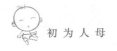

接着，你会听到响亮、悦耳的哭声。在出生之前，宝宝的肺还不能工作，妈妈富含氧气的血液和胎儿排出的含有二氧化碳的血液之间通过胎盘进行交换。出生后，他的呼吸系统和血液循环系统就不能再依赖妈妈了，他接触到空气开始呼吸，心脏和肺开始循环运作。空气充满了他的肺部，肺泡扩张，很快你听到了他的第一声啼哭。宝宝出生后的第一声啼哭很重要，这说明他的肺已经开始工作了。

然后，医生才会把宝宝抱过来，让爸爸妈妈看清宝宝的性别，并且会让你说出是男孩还是女孩。刚出生的宝宝全身红红的、皱皱的，眼睛还没睁开。有的宝宝的头发很稀疏，软软地贴在头皮上；有的宝宝的头发很浓密，黑黑的；有的宝宝趴在妈妈身上慢慢蠕动；有的宝宝一出生就会主动去寻找妈妈的乳房，找到后会认真地吸吮。

你可能十分疲惫，根本没有看清宝宝的模样；也可能十分兴奋，急着要看看宝宝和你想象中是否一样。此时，一切对宝宝的性别的期待似乎都变得无足轻重，你更关心的是："我的宝宝是否健康？"如果是自然分娩，护士会将宝宝放在你的身上，让你和宝宝亲近一会儿；如果是剖宫产分娩，护士会把宝宝抱给爸爸或家人；如果宝宝是早产或出现呼吸困难，就会立刻被送入新生儿特护病房接受检查；如果宝宝体重超过4000克则要查血糖，因为过重的新生儿在出生后的几小时内有可能出现低血糖。

所有的新生儿都要注射维生素K_1，它是用来帮助血液凝结的，以免宝宝出血过多，因为新生儿的肝脏——分泌维生素K的器官还未发育成熟。此外，为了防止感染，医生还会在新生儿眼睛上涂上含有抗生素的眼药水，然后给他穿上纸尿裤，包裹好后就可以和妈妈在一起安静地边休息边接受观察了。

一般情况下，在产房观察2小时，护士就可以将母子送入产后恢复的病房。在那里，医生和护士会再次对母子进行检查，并给予对症处理，直到出院。

 了解新生儿

给出生后的宝宝评分代表什么

宝宝一出生，评价他的健康状况是否良好，是否存在新生儿窒息，医生们采用了统一的评分标准，这就是Apgar评分法。Apgar评分法是美国麻醉医生弗吉尼亚·阿普加发明的，她根据婴儿出生时的心率、呼吸、皮肤颜色、四肢活动情况（肌张力）、反射（包括弹足底反射或喉部反射情况）这五项指标给出分数，然后依总分多少来判断新生儿的窒息程度。

表1　新生儿Apgar评分表

指标	应得分数		
	0分	1分	2分
心率	无心跳	<100次/分	>100次/分
呼吸	无	浅慢且不规则	良好、哭声响亮
皮肤颜色	苍白	全身皮肤青紫	全身皮肤红润
肌张力	软	四肢稍屈	四肢活动良好
反射（喉部反射或弹足底反射）	无反应	有些动作，如皱眉、低声抽泣	咳嗽、大声啼哭

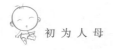

一般在出生后1分钟及5分钟时评分两次。评分越高，说明婴儿窒息程度越低；评分越低，说明婴儿出生之前、出生时及出生后缺氧越严重。正常新生儿满分为10分。0～3分为重度窒息，必须立即实施复苏抢救；4～7分为轻度窒息，羊水中如有胎粪污染需吸净气道分泌物及胎粪，以保证呼吸道的畅通；8～10分为正常，不需特殊处理。如出生5分钟后评分仍低，需10分钟后继续评分。10分钟后评分仍低者，即使能幸存下来，但由于长时间缺氧，大脑细胞将受到不可逆的损伤，日后会出现智力低下及运动障碍等后遗症。所以，出生后对婴儿评分是非常重要的，它决定孩子是否需要复苏抢救乃至日后的生长发育情况。

另外，近年来，在宝宝出生的第一时间除进行Apgar评分外，还同时采脐动脉血进行血气分析，观察血中pH值和碳酸根等值，来判断宫内是否存在缺氧。

对于经复苏抢救恢复正常的婴儿，护理要特别精心。首先，要保持安静的环境，不要经常抱起或移动孩子。其次，要注意保暖，不要使宝宝过热或过冷。过热会加重水分的丢失，过冷会使新生儿出现硬肿症。再次，要认真喂养，保证供给足够的热量及液体，最好选用母乳喂养。最后，还要注意脐部、臀部及口腔的护理，避免并发症的发生，从而保证宝宝顺利地度过恢复期。

新生儿的特点

1.呼吸和循环

正常新生儿出生后即开始规律呼吸，在瞬间未建立起肺脏呼吸者为新生儿窒息，如窒息时间超过4～6分钟，可造成脑细胞缺氧，引起大脑不可逆的损伤。新生儿呼吸运动的建立，是出生后脐带停止供氧、血液中的二氧化碳增加，以及外界空气刺激皮肤使呼吸中枢兴奋的结果。同时，在分娩过程中，胎儿经过产道时胸廓受压，出生后胸腔突然扩大而产生负压，这种动作有利于肺部膨胀，所以第一次呼吸常为吸气样。新生儿呼吸快而浅，每分钟40～60次。如大于60次或小于40次均为异常，要寻找原因，注意有无肺部疾患，应引起重视并及时就诊。

在新生儿心脏神经的分布中，交感神经占优势，而迷走神经发育尚未完善，兴奋性低，对心脏收缩的频率和强度的抑制作用弱，故新生儿的心率较快。安静时每分钟为120～140次，哭闹、吃奶以及大便时心率可增快至160次以上。此外，由于新生儿刚出生时血液多集中于躯干及内脏，而四肢较少，故四肢易发凉及青紫。要注意给新生儿保暖，避免因寒冷所致的新生儿硬肿症。

新生儿期与胎儿期比较，血液循环的通道也发生了改变。原来的通道——卵圆孔及动脉导管，在婴儿出生后数分钟就会停止血液流通，但完全闭合还是以后逐渐完成的。在新生儿期间，如果患肺脏疾患、肺动脉高压时，卵圆孔及动脉导管可以重新开放，造成血液再次从右到左流通，新生儿就会出现缺氧症状，如皮肤发绀，心脏听诊时可以听到收缩期杂音。肺脏疾患痊愈后心脏杂音逐渐消失。在肺脏有疾患时所听到的心脏杂音不能诊断为先天性心脏病。

由于新生儿的呼吸和循环具备了以上特点，所以许多细心的家长可以发现宝宝呼吸比自己快，心跳也比成人快得多。

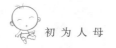

2.新生儿的体温

新生儿每千克体重的体表面积较成人大，为成人的3倍左右，但皮下脂肪却比成人薄得多，所以散热快，保暖差。再加上新生儿体温调节中枢尚未发育完善，皮肤调节功能不足，体温易受外界温度的影响。当外界温度低时，新生儿的体温可以不升；当外界温度高时，又可引起发热。

在新生儿刚刚出生时，室温比母体温度低，新生儿体温可下降约2℃，因此要注意保暖。此后新生儿体温逐渐上升，出生后12~24小时内达到并稳定在36℃~37℃。如果包裹得过严过厚，新生儿体温会升高，容易引起捂热综合征，其表现为全身出汗、面色苍白、高热、惊厥，甚至还有可能影响神经系统的发育，严重者可致死亡。如包裹得过薄则可引起新生儿硬肿症、肺炎、腹泻等疾病，故薄厚适当至关重要。尤其是在冬季，室温要保持在18℃~22℃，如果室温过低，新生儿为了维持正常体温，机体会使血管收缩，并导致耗氧量增加，新陈代谢减慢。

判断包裹婴儿的包被厚度是否合适，最简单的方法是在每次换尿布时，用手摸摸婴儿的小手小脚，以不凉为适度。正常情况下，婴儿的体温应该在36℃~37℃，但在哭闹、喝水、吃奶时体温可达37℃~37.5℃。如体温达37.5℃以上并持续不退，这时就要寻找原因。例如，是由于母乳不足、水分摄入量不够所致的新生儿脱水热，还是由于包得过严所致的捂热综合征，或者是由于疾病所致的机体反应。找到原因后对症处理，体温应会下降至正常。

除了外界环境对新生儿的体温有影响，另外一个重要的原因是新生儿已经受到感染。感染时发热是机体的抵抗反应，但新生儿对感染反应的能力较差，有时感染越严重，体温不但不升高，反而会出现体温下降的现象。因此，家长需要勤加观察。

3.身长与体重

身长是反映新生儿骨骼发育的一个重要指标。健康的新生儿出生时平均身长大约是50厘米，其中头占身长的1/4。出生第一个月身长增加5厘米~6厘米，满月时男婴身长为56.9±2.3厘米，女婴为56.1±2.2厘米。

出生体重是反映胎儿宫内生长发育情况的另一个重要指标，是判断婴儿营养状况、计算药量、补充液体的重要依据。足月新生儿出生时平均体重为3000克，低于2500克的婴儿称为"低体重儿"，医院会加强护理，比如放入暖箱进行保暖护理。

婴儿被接回家后，全家人都关注孩子的体重是不是增加了。有些细心的妈妈每月都会给宝宝称一下体重，因为体重从一个侧面能反映出婴儿的健康状况。

其实，新生儿出生后最初的几天，体重不是上升而是下降的。出生后3~4天下降到最低点，比出生时体重下降3%~7%；剖宫产的宝宝体重下降比自然分娩的要多一些，这是由于剖宫产的妈妈在剖宫产前禁食，分娩后进食晚，影响乳汁的分泌所致。新生儿出生后7~10天恢复到出生时的体重，以后逐渐上升。这种体重的下降在医学上叫"生理性体重下降"。早产儿生理性体重下降的持续时间还要长，需两三周才能恢复到出生时的体重。

生理性体重下降的原因大致如下：

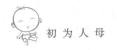

- 出生后排出体内的胎便和小便。

- 因呼吸及汗液的排出排掉一些水分。

- 如有呕吐现象会吐出较多的羊水及黏液。

- 出生后最初几天摄入量不足，如奶量不足或推迟喂奶等。

失水是体重下降的重要原因，一般生理性体重下降不应超过体重的10%。产程过长的初产妇诞下的新生儿体重下降较多。环境温度不够或因热出汗都可加速体重的下降。当体重下降过多而恢复较慢时，应考虑是否有病理因素，如母乳不足或质量较差，或有吐奶、腹泻及其他疾病。正常体重增长平均每月0.6千克，一般在第一个月可长1千克，有的宝宝可长1.5千克~2千克。

满月时男婴体重为5.1±0.63千克，女婴体重为4.81±0.57千克。因此合理的护理及喂养是保证婴儿体重增长的关键。

4.新生儿的头围与胸围

出生时男婴头围均值为34.3±1.2厘米，女婴头围均值为33.9±1.2厘米。出生第一个月头围平均增长3厘米~4厘米，满月时男婴头围为38.1±1.3厘米，女婴头围为37.4±1.2厘米。

出生时男婴胸围均值为32.7±1.5厘米，女婴胸围均值为32.9±1.4厘米。满月时男婴胸围为37.6±1.8厘米，女婴胸围为36.9±1.7厘米。

5.前囟门与后囟门

细心的家长会发现，新生儿的颅顶部有一块2厘米×1.5厘米大小的较软区域，有的还伴有血管的波动，这就是人们常说的"囟门"。这块区域常被家长视为禁区，即不敢触碰，怕碰坏脑子。但有相当一部分家长未发现刚刚出生的孩子还有个后囟门，它由两块顶骨和一块枕骨组成，一般为0.5厘米×1厘米大小。由于许多人不知孩子有个后囟门，也曾闹过笑话。有位老奶奶刚从医院把宝贝孙子接回家，无意间用手摸了一下孩子的头，发现枕骨上方有个坑，就认为一定是医院在护理中不小心把孩子碰着了，立即抱着孩子回到医院问个明白。在检查完后，医生告诉她这个部位是婴儿的后囟门，她不好意思地向医生道歉说不知孩子还有个后囟门。

胎儿发育到足月时，头部是全身最大的部位，约占身体全长的1/4，颜面较小，颅部较大。颅骨是由7块骨头组成的，即两块额骨、两块颞骨、两块顶骨和一块枕骨。各颅骨间的缝隙构成5条颅缝和2个囟门（即前、后囟门）。新生儿正常头围约34厘米，根据体重的多少可略有差异。满月时前囟为2厘米×2厘米，后囟为0厘米～1厘米，部分婴儿后囟已闭合了。前囟门一般在1岁左右闭合，后囟门在3个月左右闭合，最晚4个月也可闭合了。由于孩子前3个月以卧位姿势为主，在3个月后将孩子竖起抱时，大多数后囟门已闭合，所以许多人未发现孩子有个后囟门。

需要特别提醒大家的是，孩子囟门闭合过早或过晚均为异常现象。前囟门如果在6个月之前闭合则属于闭合过早，提示孩子可能患有小头畸形或脑发育不全。而如果孩子的前囟门在18个月后仍未闭合则属于闭合过晚，提示孩子可能患有脑积水、佝偻病、呆小症等。因此，家长应注意观察孩子的囟门闭合情况，必要时请及时就医。

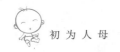

第二章 新生儿的护理

 新生儿的睡眠问题

夜间睡觉、白天工作是人类长期以来适应自然环境而形成的条件反射。因此一到天黑就想睡，天亮就会自然醒来。对于刚刚出生的新生儿来说，这种条件反射尚处于建立的过程中。正常新生儿一天的睡眠时间在20小时左右。随着月龄的增长，睡眠时间可逐渐减少。睡眠对于新生儿来说没有白天黑夜之分，但对家长却影响很大。宝宝如果在白天睡觉而夜里不睡，且不停地哭闹，要吃、要玩、要抱，会使产妇乃至全家都不能很好地休息。因此，妈妈应该有意识地训练婴儿，白天使室内光线亮一点儿，播放一些旋律优美的音乐，不要把婴儿喂得过饱，应少食多餐，通过这些方式干扰他的睡眠，不让他白天睡得太多。此外，还可通过抓抓脚心、轻弹足底等来干扰他白天的睡意。夜间除喂奶、换尿布1～2次外，应尽量少打扰婴儿休息。经过一段时间的训练，婴儿基本上可以适应成人的日常作息习惯。

美国两位科学家经过系统的观察研究，按新生儿觉醒和睡眠的不同程度分为6种意识状态：深睡、浅睡、瞌睡、安静觉醒、活动觉醒和哭。新生儿在这6种意识状态中均有特殊的行为表现：

● 深睡：新生儿眼闭合，面部放松，呼吸均匀，全身除偶然的惊跳和极轻微的嘴动外，没有任何活动。

● 浅睡：新生儿通常闭着眼，偶尔眼球动，呼吸不规则，面部时有微笑或怪相，有时还出现吸吮或咀嚼动作，一般这是婴儿觉醒前的睡眠状态。

● 瞌睡：特征是眼半睁半闭，眼睑出现闪动，通常发生在刚醒后或入睡之前，持续时间较短。

● 安静觉醒：新生儿眼睛睁得很大，机敏、安静，能专心听妈妈讲话，喜欢看东西，喜欢注视人脸，并且目光能随东西或人脸慢慢移动。在这个阶段，新生儿很少活动。

● 活动觉醒：新生儿的眼睛、面部及全身的活动都增加，环视周围，发出声音，手臂、腿和躯干出现有节律的活动，但很快会趋于烦躁。

● 哭：除饿了、尿湿了或身体不适，新生儿有时睡前会哭一阵，哭时眼紧闭或睁开，四肢有力地活动，哭一会儿后即进入睡眠状态。

新生儿这6种意识状态的顺序交替出现，每天可有十几个周期。家长可按上面的描述，密切地观察你的小宝宝，很快就能观察到这6种意识状态，掌握新生儿睡眠与觉醒的规律，以便更加科学地进行养育。

随着月龄的增长，宝宝一昼夜所需睡眠时间如表2所示。

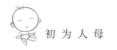
表2 宝宝一昼夜所需睡眠时间

年龄	睡眠时间（小时）
新生儿期	18～20
2～3个月	16～18
5～9个月	15～16
1岁	14～15
2岁	12～13

让新生儿睡个好觉

　　刚刚出生的宝宝大部分时间都在睡觉，一方面，是因为新生儿大脑发育不健全，易疲劳，而疲劳后就需要睡眠来调整；另一方面，新生儿需要能量来维持自己快速生长发育的需求，睡眠时全身肌肉松弛，活动减弱，呼吸心率减慢，脑组织等耗能均减少，是节省能量最好的办法。所以，新生儿期是一个人一生中睡眠最多的时期，每天要睡18～20小时，约占全天的80%。新生儿睡眠周期约45分钟，包括浅睡和深睡，在新生儿期，浅睡时间约占睡眠时间的1/2，以后浅睡逐渐减少。新生儿浅睡时有吸吮动作，面部有很多表情，有时似乎在做鬼脸，有时微笑，有时噘嘴，眼睛虽然闭合，但眼球在眼睑下转动，所以浅睡也称"眼动睡眠期"；四肢有时有舞蹈样运动，有时伸伸懒腰或突然活动一下；偶尔嗓子发出声音，呼吸不规则；在成人和儿童期，浅睡时是在做梦的时候。也有人做过研究，新生儿浅睡时大约75%的时间是在做梦，也是脑细胞发育期。深睡时新生儿很少活动，面部显得安详、平静，眼球不转动，呼吸规则。随着月龄的增长，婴儿的睡眠周期会逐渐延长。

为什么有的新生儿总是睡不踏实

有的宝宝睡觉时一惊一乍的，好像是被大的声音惊吓了似的。其实，这是因为新生儿的神经系统发育还不完善，自身调节能力差，又刚刚离开妈妈的子宫，对外界环境不能完全适应。当有这种情况时，妈妈可将双手放在宝宝的胸前或两臂外侧，给宝宝以安全感。也可将宝宝的双臂及双腿包裹在包被里，使其有近似在宫内的感觉。

宝宝的居室温度既不能太高，也不能太低，一般在20℃～24℃为宜。如果新生儿睡觉时鼻尖等部位出汗，就说明宝宝太热了，宝宝会睡不安稳，表现为烦躁、手脚乱蹬乱舞、哭声略哑。这时应该给宝宝少盖一点儿被子，或将屋子开窗通风，也可用空调降降温，但要注意，被子不要一下撤掉太多，要慢慢地减少，屋子降温也不要降得太快。另外，二者不要同时进行，以免矫枉过正。在冬季，室内温度不够，或新生儿包被内的温度不够，使新生儿体温太低，宝宝也会睡不安稳，表现为哭声无力、手脚冰凉、全身皮肤青紫。这时应该采取保暖措施，用空调、电暖器等提高室内温度，宝宝感到暖和了也就睡安稳了。

另外，刚刚出生的宝宝如果没有吃饱就会睡不踏实，表现为哭闹，嘴有吸吮动作，头转来转去找奶吃。这也许是母乳不足，也许是妈妈没有掌握好喂养方法。有时宝宝吃一点儿就睡了，这时妈妈应该揉揉宝宝的耳朵，挠挠他的脚心，让他吃饱再睡。如果母乳实在不够，可适量添加配方奶，以保证宝宝吃饱。宝宝吃饱后就会踏踏实实地睡大觉了。

因为宝宝吃的是流食，每天可能有十几次小便和几次大便，所以如

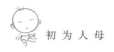

果宝宝尿了、拉了不及时更换尿布，不洗净屁股，他就会睡不安，会哭闹，给奶也不吃，将宝宝抱起来后可稍稍停止哭泣，但过一会儿又开始哭闹。这时要打开包被看看宝宝是否拉了或尿了，是否臀红了，及时给宝宝洗净换好尿布，他就会舒服地睡觉了。

家里新生了宝宝，一家人都很高兴，尤其是妈妈，尽管身体尚未恢复，但总是抱着宝宝，喂奶时抱，睡觉时还抱，没有几天宝宝就会养成抱着睡的习惯，一旦不抱着睡了宝宝就会没有安全感，睡不安，喜欢哭闹，而抱起来拍拍、摇摇就又睡得很踏实，这就是已经养成习惯了。要纠正这个习惯，在宝宝要睡觉时妈妈可以靠近宝宝，轻轻地哼歌，也可将宝宝的双手放在他自己的胸前，渐渐地就可以引导宝宝入睡了。

有的宝宝睡觉时总是频繁出现一惊一乍的现象，惊醒后烦躁、哭闹，睡觉时头面部有汗。这是由于胎内缺钙引起的，要尽快补充维生素D和钙。一般新生儿从出生就可补充维生素D，满月后可以补充钙剂。

腹胀也可使宝宝睡不安，有时是喂养不当或对奶不适应，造成宝宝腹痛、腹胀，表现为肚子鼓鼓的，一敲嘣嘣响，大便不正常，屁特别多。这时就要调整喂养方式了。如果是因为对配方奶不适应，可在儿童营养师的指导下更换适合宝宝的配方奶。如果经过调整后宝宝还是哭闹，应及时就医。

如果患了疾病，如肺炎、脐炎、皮炎、败血症等，都会使宝宝睡不安。这是因为新生儿机体反应不敏感，有了感染不一定就会发热。如果宝宝总是烦躁、哭闹、精神不好、睡不安稳，家长又找不到原因，就应该到医院检查，以防感染性疾病加重。

新生儿睡颠倒了怎么办

我们成年人多是日出而作、日落而息，这是多年来形成的生物钟。新生儿白天睡觉，晚上则哭闹或睡不踏实，这种情况不算是病态，而是出生后环境给宝宝造成的时间错觉。有的家长把宝宝的房间弄得暗暗的，又不让出一点儿声音，晚上这样可以，如果白天也这样就会让宝宝区分不出是白天还是晚上，所以宝宝在白天吃饱后就睡了，到了晚上，宝宝的睡眠已经够了，而屋内没有声音、没有光亮，宝宝就会烦躁、哭闹。这就是宝宝睡得黑白天颠倒了。

遇到这种情况，就要把宝宝的时间差调整过来。白天让宝宝的房间光线明亮，在宝宝吃饱后放点音乐，爸爸妈妈多跟宝宝说话，或拿一些颜色鲜艳的球，或带声响的拨浪鼓等逗逗宝宝。这样做有两方面的好处：一方面，在新生儿睡醒时，有吸引他的东西，避免白天睡得太多；另一方面，对宝宝的智力发育很有益，对听力、视力都有良好的刺激作用。到了晚上，要避免宝宝太兴奋，不要这个抱抱，那个逗逗，屋子里的光线也不能太亮。采取上述措施后就可以避免新生儿睡眠"黑白颠倒"了。

新生儿哭声的不同含义

刚刚出生的宝宝特别爱啼哭，这是一种反射性的哭闹，是因刚刚离开母体后对外界环境不适应，是好现象。新生儿的啼哭是一种全身运动，可促进机体尤其是肺部的发育，可促进肺泡张开。当然，如果孩子

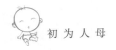

不停地哭闹，睡眠很少，也可能有某种不适。例如，分娩过程中造成的骨折疼痛，或饥饿、渴、尿布潮湿等，应仔细地寻找孩子抗议的原因。检查时，应从头到颈，从双侧锁骨到躯干，再到四肢，稍用力抚摩一遍，重点察看脊部、颈部、腋窝、大腿根部。当手触到孩子有病的部位时，他会有所反应，如哭闹加剧，或把大人的手拨开、推开等。这时应反复做几次，如发现异常的情况应找医生做进一步检查。如果是饥饿、渴、尿布潮湿等原因造成的哭闹，待对症处理后孩子就会停止哭闹。

另外，孩子的哭声也是辨别其要求的重要指标。一般来讲，如孩子哭声有力、精神很好、面色红润、眼睛有神、正常玩耍、食欲好、吃奶后安静，说明他是饥饿所致；如孩子哭声无力或异常、面色苍白、眼睛无神、不吃奶、烦躁不安或嗜睡，说明孩子身体不适，而且病情较重，应及时到医院就诊。

刚开始的时候，你感觉到宝宝的哭声似乎是一样的，但是过一段时间之后你就会发现，宝宝的哭声是他表达自己想法的语言，不同的哭声有不同的含义。新手父母经过2～3周的细心体验就能理解宝宝哭的原因，并能给予适当处理。国内外学者做过大量的科学研究和分析，破译了几种宝宝啼哭的暗语：

1."我饿了！"

宝宝在喂奶后2～3小时啼哭，其哭声较短，声音不高不低，长短均匀，富有节律。与此同时，可见宝宝转动头部和张开小嘴左右寻觅，含住奶头后立即停止啼哭，吃饱后安静入睡。

2."我的尿布湿了！"

宝宝常在吃完奶后或睡醒后哭闹，哭声长短不一，高低不均，不甚规则，常常边哭边活动臀部。换上干净的尿布后即停止哭闹，或玩耍，或入睡。

3."抱抱我！"

宝宝常在吃饱后入睡前或玩耍时哭，哭声长短不一，高低不均，无节奏感，常哭哭停停，睁大眼睛左顾右盼，抱起后即停止哭泣，放下后又开始哭泣。

4."我热了！"

宝宝常在室温较高或衣服、被子太厚时啼哭，哭声较高，并且四肢乱蹬乱伸，伴有面部和全身出汗，自己蹬开被子后哭闹停止。

5."我很痛！"

宝宝的哭声无规律性，较高且长而有力，多为阵发性，身体活动无特别异常之处。这时喂奶不会让宝宝安静，宝宝会吐出奶头继续哭闹。

6."我病得很厉害！"

宝宝的啼哭无规律性，哭声低沉，短而无力，甚至呈呻吟状，同时全身反应淡漠，不吃奶，发热。发现上述情况应及时带宝宝到医院检查。

大多数新生儿哭时，如果把他抱起竖靠在肩上，他不仅可以停止哭闹，而且会睁开眼睛。如果爸爸在妈妈后面逗引他，他会注视爸爸，用眼神和爸爸交流。我们曾经观察到，在新生儿哭闹时，通过和宝宝面对面说话，或把手放在宝宝腹部，或按握住他的手臂，约70%哭着的新生儿可以经过这种安慰停止哭闹。

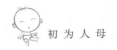

新生儿的特殊生理现象

1.乳房肿胀和阴道出血是怎么回事

无论男女，乳房增大在新生儿期都是常见的现象，出生后8～10天尤为明显。如果用力挤压，还可以挤出乳白色乳汁来。这不是病态，不必害怕，这种现象是因为母亲体内的雌激素通过胎盘直接对胎儿产生影响，而出生后因激素影响突然中断引起的。这属于正常的生理现象，不需要给予任何处理，2～3周后即可消退。另一种是受垂体催乳素影响，与分泌乳汁有关。分泌的乳量自数滴至20毫升不等。一般1～2周后自然消失，但偶尔可延长至3个月。早产儿大多无此种现象。

过去一些家长常给婴儿挤乳头，这种做法是不科学的，甚至是有害的。新生儿免疫功能低下，对细菌的防御能力很低。当挤压乳头时，易引起皮肤破损，细菌从乳头进入体内，引起化脓性乳腺炎，使乳腺发生红、肿、热等，给孩子造成很大痛苦。细菌还可能经血液扩散至全身，引起败血症，其后果十分严重。

细心的妈妈还会发现，有些刚刚出生的女婴尿布上有白色的黏液，经仔细观察后发现白色黏液不是来自大便中，而是来自阴道，这就是所谓的"白带"。少数女婴在第一周末阴道还会流出血性分泌物，一般量较少，人们把它叫作"假月经"。

这种"白带"及"假月经"与成年女性的白带和月经从道理上讲是相同的。新生儿的这种现象属于正常的生理现象，一般持续一两天后便会消失，不需做任何处理。

这种现象也是由于胎儿在宫内受母体雌激素的影响，子宫内膜增生，出生后来自母体的雌激素水平下降而导致的。

另外，需要注意的是，当"月经"量较多时，医生可能会考虑是否同时存在着新生儿出血症，如果是出血症则会给予维生素K$_1$治疗。

2.生理性黄疸

刚刚出生的新生儿，角质层很薄，毛细血管密布在皮肤浅层，血色可透过薄薄的皮肤，故使新生儿的皮肤在最初几天呈现浅红色。以后随着日龄的增加，约有75%的新生儿会出现生理性黄疸，皮肤逐渐变黄。生理性黄疸多于7～10天后开始消退，2周退完，之后皮肤变得红润光洁。纯母乳喂养所致的母乳性黄疸退得稍晚，可能会持续到3～12周才能退完。

3.生理性呕吐

宝宝出生后1～2天内常会吐出黄白色或咖啡样的黏液，这是由通过产道时咽下的羊水及黏液或血液刺激所引起的，称为"生理性呕吐"，不需要特殊处理。如果呕吐物较多，影响进食的宝宝可给予洗胃处理。另外，新生儿还有一个生理特点就是胃的上口部贲门松弛，下口部幽门较紧张，在吃奶后胃蠕动时奶易反流，造成溢奶。这是正常的生理现象，只要将宝宝上半身抬高到45度卧位就会逐渐好转。

 新生儿的护理

1.皮肤的护理

新生儿角质层很薄，防御功能差，所以极易受细菌感染，尤其是金黄色葡萄球菌感染，而发生新生儿脓疱疹。

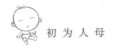

宝宝在医院一出生，护士即开始每天给他洗澡，洗完后宝宝可香甜地睡上一大觉。宝宝被接回家后，有的家里人就不再让给宝宝洗澡了，还特别告诫不能洗囟门那一块，怕不小心划破了，怕受风。结果，孩子头顶着一层黄黑色的硬痂，又痒又难受，时间一长，很不好洗，必须用植物油敷一下，才能慢慢地将这层厚厚的痂洗掉。

其实给宝宝洗澡并不是件难事。水温要求约40℃，洗澡前准备一条干净的浴巾。具体方法是，左前臂托住婴儿，左手拇指和中指堵住两耳，防止洗澡水流入耳中，引起中耳炎。先洗头面部，然后洗躯干及四肢、腋下、颈部、腹股沟及皮肤褶皱处，洗完一定要擦干宝宝全身。宝宝的颈部及腋下容易被淹坏，洗净后要保持局部干燥，如已淹坏可用软的纱布垫上，使皮肤之间隔开，这样很快即可痊愈。

婴儿大小便后，尤其大便后一定要清洗臀部，洗净后涂少许护臀膏防止臀红的发生。尿布要勤换，尽量避免使用不透气的尿布。尿布如不是一次性的，每次清洗时要用弱碱性的肥皂，避免用洗衣粉类。强碱性的肥皂洗过的尿布会刺激婴儿的皮肤，容易导致臀红的发生。如臀部及大腿内侧发红，并伴有小米粒大小的红色皮疹出现，则为尿布性皮炎，也叫尿布疹。皮疹严重的宝宝应在医生指导下治疗，不可随便用药。

另外，有的宝宝出生前所处的子宫内环境很差，胎盘功能不良，缺乏营养，出生后头半个月皮肤弹性下降，皮肤干皱脱皮，重者出现裂口、出血等。这即需在洗净婴儿全身后，用婴儿润肤露（油）涂全身及手足褶皱处。还应给婴儿穿比较柔软的衣服，正常情况下半个月后就会好转。

2.脐部的护理

脐带是胎儿与母体胎盘相连接的一条带子，是母体供给胎儿营养和胎儿排泄废物的必经之道，长约50厘米。脐带在宫内扭转及打结会给胎儿带来不良影响，严重者可造成胎儿的血液供应减少或中断，引起胎儿宫内缺氧，造成胎儿宫内窘迫。当胎儿离开母体，即婴儿出生后脐带就失去了它的生理作用。胎儿娩出后要在离儿体1厘米～2厘米处予以结扎剪断。断脐后，留下的残端呈蓝白色，发亮，几小时后残端就变成棕色，以后逐渐干枯、变细而呈黑色，一般出生后3～7天内在脐部皮肤与脐带交界的地方脱落。夏季时间稍短，冬季时间略长，最长达20余天。在脱落前局部可有少许血性分泌物，多为咖啡色，只要脐轮（脐周的皮肤）不红肿即为正常。每日可用浓度为75%的酒精擦2～3次，至脐带脱落后局部干燥为止。如脱落后脐部仍有少许分泌物持续不断，就要扒开脐部皮肤观察是否脐根有残留或肉芽增生，如脐芽形成可到医院给予处理，即用消毒剪刀剪去脐芽，局部涂4%的碘酒烧灼，局部很快会结痂痊愈。以后由于身体内部脐血管的收缩，使皮肤被牵引凹陷而成脐窝，即平常所说的"肚脐眼儿"。有少部分新生儿在脐部脱落痊愈后脐部逐渐凸起，用手按压后，脐部可以变平，同时感到凸起物中有液体，当孩子哭闹、咳嗽、腹胀时脐部凸出会更明显，有的可似核桃大小，这种现象在医学上叫作"脐疝"。形成脐疝的原因是新生儿脐部的肌环和皮下组织发育不完善，局部形成一个缺损，腹腔压力增高时，肠管进入疝囊致使脐部凸起。多数婴儿在一年内脐疝可自行消失，不需特殊处理。如巨大脐疝可考虑到医院手术处理。

需要强调的是，由于脐带内的血管与新生儿体内血液直接相连，

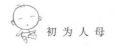

断脐时及断脐后均需严格消毒，否则细菌侵入就可能导致破伤风或败血症。

3.新生儿眼部的护理

胎儿经过产道时可能被细菌、病毒所感染，引起新生儿眼炎。轻者出现黄白色脓性分泌物，严重者可导致失明，造成终生遗憾。通常医生会为新生儿滴眼药，就是为了预防眼炎的发生。当宝宝眼部分泌物较多时，应及时看医生，并在医生指导下用药。

在给孩子滴眼药时，要先看清所用的药对不对，药水有无变色或混浊，如变色发浊，则不能使用。滴眼药水时，让孩子取卧位或坐位，头向后仰，眼向上看。如果眼里有分泌物，应先用医用棉棒轻轻擦去。滴眼药前大人必须先把手洗干净，然后用左手拇指和食指轻轻撑开孩子的眼皮，右手持药瓶，将药水滴在眼外侧角或内侧角，不要滴在黑眼珠上，瓶口不能碰到眼部。滴完后松开手，轻轻提一下上眼皮，然后眼微闭，用消毒棉球轻压眼内侧角片刻，以防孩子睁眼或挤眼而让药水流出眼外或流入鼻腔。

因眼药膏为膏剂，吸收得慢而干扰视力，一般应在午睡或晚上睡觉前使用。取上述滴眼药水的同样体位上眼药膏。扒开孩子的眼皮后，将药膏挤入眼外侧角，再让他闭上眼，用棉球轻揉眼皮，使药膏散开。

婴儿所用的毛巾、脸盆，要单独使用，每日消毒一次。在护理新生儿时，护理人员要先将手洗净，避免交叉感染。

另外，有少数婴儿眼睛经常流泪，可考虑为新生儿泪囊炎。这是由于鼻泪管下端开口处的残膜在发育过程中不退缩或因开口处为上皮碎屑所堵塞而导致的。可在医生指导下局部滴用抗生素眼药水或到医院处理。

4.怎么知道宝宝斜视

当宝宝初到人间，睁开眼睛看这个大千世界时，带着他的好奇心仔细观察和端详他的父母时，父母会发现宝宝的黑眼球是如此之大，几乎占据了整个眼睛。这使得许多家长认为宝宝有斜视。斜视不仅影响美观，而且也会导致宝宝视觉功能发育异常，特别是影响立体视功能的建立，所以及时发现、及时纠正是非常重要的。

确诊斜视很容易，具体操作为：准备一只安有聚光灯泡的手电，在距离宝宝约30厘米处，照在宝宝两眼间的鼻梁部，同时逗引宝宝注意手电。此时在宝宝的两眼球上会出现很小的反光点。没有斜视的宝宝反光点分别位于两个瞳孔（黑眼球）中央，见图1。如果一只眼睛的反光点在瞳孔（黑眼球）中央，另一只眼睛的反光点偏向耳朵一侧，可能是外斜视，见图2。如果一只眼睛的反光点在瞳孔（黑眼球）中央，另一只眼睛的反光点偏向鼻子一侧，可能是内斜视，见图3。

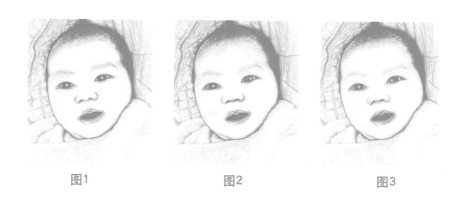

图1   图2   图3

上述检查应多做几次，如果每次反光点都在瞳孔中央，说明没有斜视。如果不在瞳孔中央，应到医院眼科就诊。一旦确诊斜视，应及时治疗，并认真做好护理。由于宝宝的眼肌正处于发育中，一些不恰当的护

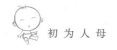

理也可能导致斜视的发生。例如，有的妈妈喜欢在宝宝的床中间系一根绳，悬挂上宝宝喜欢的玩具，逗引宝宝经常盯着中间看，时间长了就有可能导致内斜视。正确的方法是，将宝宝的玩具悬挂在床栏周围，并将宝宝特别喜欢的玩具经常更换位置。还有，因为宝宝喜欢看亮的地方，如果宝宝的床一侧靠窗户，那么宝宝头的朝向也应经常变换，一周头向北睡，一周头向南睡。

妈妈喂奶的姿势及方向也应经常变换，以防将宝宝较软的头睡偏。由于宝宝的颅骨较软，一个方向睡的时间长了，这侧的头颅就会凹进去，对侧会凸起来，造成体位性的斜视及偏头偏脸。要检查宝宝的头是否睡偏，可让宝宝处于俯卧位，他会反射性地竖起头来，这时一眼即可看出宝宝的头是否端正。另外，有的宝宝由于在母体中的习惯姿势，他来到宽敞的空间仍习惯把头扭向一侧，即使睡小枕头也无济于事。这时，可将小枕头垫在宝宝习惯睡的肩下，慢慢地可将偏向一侧的头纠正过来。宝宝在半岁内发现头偏可以纠正，如已超过半岁，由于颅骨钙化较硬，加上睡眠时间减少，竖着抱的机会增多，就很难纠正了。目前也有一些医院可以为这种头偏的孩子定制纠正头型的头盔，需长时间佩戴方可纠正。

5.忌开闪光灯给新生儿拍照

新生儿出生后，父母都想给孩子拍些照片作为珍贵的纪念。由于室内光线较弱，影响拍摄效果，有人便想到了借助电子闪光灯来提高照明度，殊不知这样做对婴儿是有害的。婴儿出生前在子宫内经过了9个月漫长的"暗室"生活，因此对光的刺激非常敏感。出生以后，婴儿多以睡眠的方式来逐渐适应外界的突然变化。另外，人们还发现，刚出生的婴儿白天睡眠比夜间多，这是对外界环境尚不适应的表现。

新生儿眼睛受到较强光线照射时，由于视网膜发育尚不完善，瞬目及瞳孔对光反射均不灵敏，泪腺尚未发育，角膜干燥，缺乏一系列阻挡强光和保护视网膜的功能，遇到强光可使视网膜神经细胞发生化学变化。所以，新生儿遇到电子闪光等强光直射时，可能引起眼底视网膜和角膜的灼伤，甚至有导致失明的危险。因此，为新生儿拍照时最好利用自然光源，切莫用电子闪光灯及其他强光直接照射孩子的面部。

6.鼻部的护理

新生儿由于面部颅骨发育不全，鼻及鼻腔相对短小，容易产生鼻屎且不易清除。家长发现宝宝有了鼻屎千万不要去掏和抠，因为新生儿几乎没有下鼻道，掏鼻屎时很可能不但掏不出来，反而将鼻屎捅进鼻咽管或气管，后果更严重。正确的方法是，可以往鼻孔里滴一滴植物油，几秒钟后将宝宝的头抬高，鼻屎可以自己滑出来；也可在鼻梁上敷一块温热的小毛巾，一方面可使新生儿的鼻腔湿润，另一方面可软化鼻屎，使其自然滑出鼻腔。

新生儿的鼻黏膜血管丰富，易受感染，即便是普通感冒也可使鼻黏膜感染。在鼻黏膜感染时会充血肿胀，使已经非常狭窄的鼻腔更加狭窄，严重时可使鼻腔闭塞，造成呼吸困难。这时，新生儿会烦躁不安，吃奶时会因喘不上来气而拒乳。此外，当新生儿感冒有鼻涕时，可以用鼻吸器帮助宝宝及时清理，以保持呼吸道的通畅。

7.耳部的护理

新生儿的耳道上下壁很接近，使耳道几乎呈缝隙状，羊水、脱落的上皮组织、皮脂腺分泌物等，都极易存留在耳道深处，形成耳耵或造成

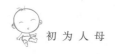

外耳道炎；新生儿因咽鼓管短，平卧喂奶易呛奶至鼓室。以上因素均能诱发中耳炎等疾病。因此，护理好新生儿的耳朵非常重要。

给新生儿洗脸、洗头时一定注意不要让水流入耳道，万一进了水应立即用消毒棉棒蘸干。给新生儿喂完奶或水后要让宝宝侧身睡，以防吐奶后流进耳道。

如果新生儿患湿疹，尤其是头面部，很可能蔓延到宝宝的耳道，从而诱发外耳道炎，也极易形成耳耵。耳耵经奶、水等液体浸泡后膨胀，使宝宝感到不舒服，严重者可引起感染。如果发现新生儿的外耳患了湿疹要给予及时治疗，治疗方法是将宝宝的耳道清理干净，用消毒棉棒将湿疹膏轻轻捻入新生儿的外耳道内，一般每天上、下午各一次。

如果孩子患了中耳炎，外耳道有分泌物，应先用棉棒清除分泌物，并防止药水流到耳外，影响药物的疗效。孩子取卧位或坐位，患耳朝上，用左手牵引患耳耳壳向下方，使耳道变直，滴入药水，以防造成外耳道损伤。

另外，需要特别提醒的是，成人用的滴鼻药水不要给孩子用，以免用量不当发生中毒。还有婴幼儿的用药量是按每千克体重精确核算后得出的，绝不可按1片、半片来估计着给婴儿用药，否则不是多了，就是少了，多了就会引起中毒，少了不起作用，这种随意的操作是很危险的。

8.口腔的护理

第一个关于口腔护理的问题："马牙"不用擦。家长有时会看到新生儿牙床上及上腭处有白色坚硬的小点，有的多，有的少，有的大，有的小。这种小点很像长出来的牙齿，所以有"马牙"之称。它既不妨碍宝宝吸吮，也不影响日后的长牙。出生后数周"马牙"可自然消退，或者在吃奶时，由于摩擦而逐渐消失，不需做任何处理。"马牙"是在胚胎发育过程中由一种上皮细胞堆积而成的，所以也叫上皮珠。有些家长认为"马牙"会影响孩子吸吮，所以就用针挑或用布蘸药水、奶水擦口腔。这种做法是很危险的。因为孩子的口腔黏膜很柔嫩，唾液分泌又少，容易被损伤。加之黏膜下的血管又很丰富，细菌很容易从破损的黏膜处侵入血液。不少新生儿败血症就是来源于口腔的炎症。因此，妈妈要十分小心地保护孩子的口腔黏膜不受损伤，减少感染的机会。所以说，"马牙"不用擦，科学育儿才能使宝宝健康成长。

第二个关于口腔护理的问题：出生时或出生后不久就出牙是怎么回事？张家儿媳生了个漂亮女孩，全家人欢天喜地。当发现宝宝刚刚出生就有两颗下门牙时，婆婆认为是不祥之兆，心里不由升起一团阴云，让儿子去请教医生能否把这两颗牙拔掉。医生告诉他，这种牙叫作"诞生牙"，也是乳牙的一种。乳牙在胚胎的第六周就开始在颌骨里生长发育，到出生时乳牙的牙冠已大部分发育完成。若个别乳牙的牙胚位于牙槽骨的表层，特别接近牙槽黏膜时，不等发育完成，乳牙就会提前长出来。这种现象好比浅播的种子过早出土一样，通常只有一两颗，一般发生在下颌的门牙处。这些"诞生牙"的发育并不完全，牙根没有长成或根本没有牙根，比较松动，随时可能脱落，如被婴儿吸入气管则很危险，应该拔掉。但这种牙有时并不松动，如果影响婴儿吸吮或受牙尖的摩擦造成舌下黏膜溃疡，这时也应拔去。如果没有以上情况，可不必拔除。所以，宝宝出生时或出生后不久就出牙不是什么不祥之兆。

第三个关于口腔护理的问题：舌系带短及其影响。舌在人们口腔中是个重要器官，与人的味觉、咀嚼、吞咽、发音等都有很大关系。舌

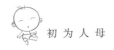

是由肌肉和黏膜组成的，其灵活的运动，能够完成各种生理功能。在舌下面正中近舌根处与口底正中有一条由舌黏膜的褶皱所形成的结缔组织束带，即"舌系带"。在新生儿期，牙槽骨较低平，口底较浅，此时舌系带一端在舌尖附近，另一端在下牙床的正中上方。随着婴儿月龄的增长，面颌部及牙槽骨的发育和牙齿的萌出，加上舌运动的增加，使舌系带由近舌尖部的附着点向舌根附近移动，下牙床上面的附着点向口底正中移动，紧张状态的舌系带变为松弛状态，使舌可以很好地发挥其功能。正常的舌系带抬起时舌可舔到上腭（上膛）较后方，伸舌可超出下唇外2厘米左右，并使舌在口内活动自如。

当儿童乳牙都萌出后，舌系带仍处于紧张状态，舌不能伸出下唇外，而且伸舌时舌尖因系带的牵拉，使舌尖呈现"W"形，舌也抬不起来或抬起时也不能舔到上腭，这种情况医学上叫"舌系带过短"。由于舌系带过短可造成发音障碍、语言不清，如"姥姥""儿子"等抬舌的发音均受影响。过短的舌系带还会影响宝宝吃奶、吞咽、咀嚼、进食等功能。舌系带区还可因哺乳时受下切牙的摩擦而出现溃疡，严重的可发生下前牙排列异常。当发现新生儿舌系带过短时，不必惊慌，可先观察，在其乳牙生长、语言发育之前只需做个小手术就解决问题了。但也有人主张，在儿童5岁左右可和医生配合时，在门诊采用局部麻醉进行手术，术后再进行语言及舌运动的训练，效果也不错。

9.忌给新生儿用安抚奶嘴

有的新妈妈为了不让孩子哭，常常把安抚奶嘴塞进孩子的嘴里，久而久之孩子形成了习惯，一刻也不离地吸着奶嘴不放。这种方法很不好，应该摒弃，原因如下。

● 吸空奶头会将大量空气吸进胃肠道，引起腹胀、吃奶不好等一系列消化道症状。

● 长期吸奶嘴会引起条件反射，促进消化腺的分泌，等真正吃奶需要消化液却分泌不够，从而影响食物的消化吸收。

● 常常吸奶嘴，由于空奶头不卫生可带入一些致病菌，引起霉菌性口腔炎症。

● 新生儿不停地吸奶嘴也可影响牙齿的发育，使前牙排列不齐，这不仅影响乳牙的发育，也可使以后的恒牙排列不齐。

年轻的父母们，为了孩子的健康和美好的未来，请不要给孩子使用安抚奶嘴。

10.忌亲吻婴儿

不少人见到活泼可爱的婴儿，总爱抱起来去亲孩子的脸或嘴，以此表示自己的喜爱之情。实际上，这是很不卫生的。

因为大人亲吻孩子的时候，很可能把自己口腔里带有的细菌、病毒，尤其是经呼吸道传播的细菌、病毒传播给婴儿。例如，有些人表面上是健康的，实际上却带有乙型肝炎病毒，他们的唾液里可含有这种病毒，在亲吻孩子的时候，会在不知不觉之中将乙肝病毒传播给孩子。此外，经常亲吻孩子的嘴，还会使孩子的口水增多，影响孩子的消化功能。

另外，有的男性胡须很硬，在亲吻时可能会刺伤婴儿娇嫩的皮肤，容易诱发感染。

11.不要摇晃和举起孩子玩

有的年轻父母认为，摇晃可以使孩子不哭，或为了逗孩子高兴，

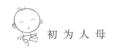

于是把他抱在怀中或在他躺着时不停地摇晃。还有的人喜欢把孩子向上高高抛起又接住，逗孩子玩耍。这些都是对婴幼儿很危险和有害的动作。婴幼儿的头大、身子小，头部的体积和重量占全身的比例较成人大得多，加之婴幼儿颈部肌肉娇嫩，对头部支撑力很弱，难以承受较大幅度的摇晃和高抛的震动。摇晃和高抛容易使小儿的脑髓与较硬的脑壳互相撞击而引起脑震荡，甚至造成大脑毛细血管破裂，从而导致严重的后果。有的还可能引起视网膜毛细血管充血，以及视网膜脱落而导致双目失明。喜欢摇晃和高举孩子的父母，请摒弃这种对孩子有害的"逗儿"方法吧！

12.如何观察宝宝的大小便

正常新生儿出生后24小时内开始排泄大小便，这时的粪便为胎便，是在胎儿时期形成的，为墨绿色。胎便的成分是肠腺的分泌物、胆汁、吞咽的羊水、上皮细胞、胎毛、胎脂等，重量为100克～200克。过期产、宫内窘迫、臀位产的婴儿可在宫内排出胎粪，污染羊水，引起胎粪吸入性肺炎。胎粪一般排泄3天左右，哺乳后大便渐渐变成黄色糊状，每天排3～5次。吃母乳的婴儿大便为黄色稀便或蛋花汤样，并微带酸味，每日可排6～7次，水分比喂配方奶的更多，但不影响婴儿的生长发育，为生理性腹泻。一般要持续2～3个月后渐转黄色糊状大便。

人工喂养儿，也就是纯配方奶喂养儿，大便呈淡黄色或土黄色，略带腐败样臭味，比吃母乳的孩子大便干些，多为不成形软便，每日排便一两次，但量较多。

也有一种孩子，在纯母乳喂养过程中，出生不足一个月就出现间隔三四天才排一次大便，排便时用力屏气，脸涨得红红的，好似排便困难。在给孩子做检查时发现，精神状态良好，肚子不胀，饮食不受任何影响，排便量一次很多，为黄色黏稠糊状便，且伴有臭味，这属于正常"攒肚"，不必惊慌，也不必做其他处理。这种宝宝体重会增长很快，但如果大便出现以下情况，需要引起家长注意：

● 粪便很稀且有臭味，同时伴有呕吐、不吃东西等异常情况，很有可能是新生儿腹泻。腹泻对新生儿危害很大，甚至可危及生命，不可耽误，要立即找医生诊断治疗。

● 如果在新生儿的尿布上见到血，可能是消化系统有问题或是有其他疾病，必须到医院就诊。

● 如果在粪便中发现有其他异常，家长无法判断，也应去医院检查，以免错过治疗疾病的最佳时机。

另外，如为绿色大便，且次数较多，便与水分开，可考虑为消化不良。如为绿色稀便，次数较多，多为喂养不足造成的饥饿性腹泻。大便次数多，呈溏便或水样便，带有脓性黏液，粪便很臭，婴儿表现不适，如发热、精神差、食欲不振等为肠道感染的症状，应到医院及时就诊。

新生儿小便颜色一般为淡黄、透明，每天十余次。有少数新生儿出生后头几天的尿布可呈现淡红色斑迹，这是由于尿中含尿酸盐较多所致，不需特殊处理，多喂些水即可。如尿为浓茶色可考虑为肝脏疾患，需到医院就诊。

13.换尿布的要求

婴儿大小便后要及时更换尿布，每次换时要把臀部擦干净。男婴

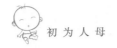

要注意将阴囊下的大便擦干净，并用清水冲洗，保持局部干燥，防止臀红及便痂形成。换尿布时要注意婴儿的全身情况，如有无皮肤的灼热发绀、呼吸急促、脐部出血、皮疹、黄疸等。换好尿布后把脐部暴露，防止在脐带根部未脱落前尿湿淹着脐部，造成脐部感染，引起脐炎。最好是换一次尿布变换一次婴儿的体位，防止把头睡偏。换尿布时动作要轻柔而迅速，以免婴儿着凉引起感冒。

14.不要忽视女婴的外阴护理

有的家长不注意女婴的外阴卫生，给婴儿换尿布不勤，大小便后不清洗外阴。女婴尿道短而且易扩张，同时阴道膜薄，自洁能力差，抵抗力低，如果不注意女婴的外阴清洁，可引起尿路感染。外阴发炎后未及时发现会造成小阴唇粘连，严重者出现排尿困难，需要到医院给予分离治疗，给婴儿带来很大痛苦。所以一定要重视女婴的外阴清洁。

每天要清洗外阴，备好专用的盆（经过消毒的）和小毛巾，每次大小便后用温开水擦洗干净；洗时以把尿的姿势抱婴儿，轻轻分开大阴唇，从上向下淋洗数次，再从前向后擦干。女婴要养成从前向后擦大小便的习惯，并勤洗尿布，保持尿布柔软、干燥。要让婴儿使用自己的浴具洗澡，以防交叉感染。

15.忌滥用爽身粉

给孩子洗完澡后，尤其是夏天，很多妈妈会给孩子涂上一些爽身粉。但对于女孩，最好不要将爽身粉扑在大腿内侧、外阴部、下腹部等处。女性的盆腔与外界是相通的，尤其是女性的内生殖器官与外界直接相通，外界环境中的粉尘、颗粒均可通过外阴、阴道、宫颈、宫腔、开放的输卵管进入到腹腔，并且附着在内生殖器的表面，诱发妇科疾病。

爽身粉的主要成分是滑石粉，由于爽身粉的颗粒很小，在往女孩的腹部、臀部及大腿内侧等处涂擦时，粉尘极易通过外阴进入阴道深处。为慎重起见，年轻的妈妈应避免用爽身粉为女孩扑下身，即使是成年女性也最好不要这样做。

有关婴儿被服的选择及相关问题

1.衣服的选择

怀孕期间，为宝宝备妥日常衣物用品也是一种乐趣，但不要干徒劳无功的事。因为宝宝的皮肤娇嫩，衣服要选柔软宽大、易穿、易脱、舒适、不脱色的棉质品为宜。不宜选用化纤布料，化纤布料容易诱发皮肤产生过敏反应。

刚刚出生的宝宝，脖子特别短，所以在为他做衣服时不必做衣领。有了领子容易造成局部皮肤摩擦破溃。衣服也不用纽扣，用两条软带系住即可。

新生儿的衣服不要和卫生球及樟脑放在一起，因卫生球和樟脑可引起新生儿溶血，加重新生儿黄疸。

在临产前数天，应将准备给新生儿穿的衣物置于日光下暴晒，去掉湿气和异味。挂在室外的尿布或衣物在使用前要检查上面有无小虫，抖净后再用，防止宝宝被虫咬伤或小虫爬入身体内，引起严重后果。

棉衣用的棉花也要松软而暖和，衣服的颜色宜取浅淡色，以利于发现脏物。上衣的式样以斜襟为好。衣服上束的带子不要扎得太紧，而且要束在衣服外面，不要直接接触皮肤，以免硌伤、擦伤。

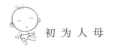

2.被褥和枕头的选择

婴儿的被子不要过重、过厚，过重影响婴儿呼吸，过厚使婴儿烦躁不安，被子应轻、软、暖。冬天用棉被，夏天用毛巾被。如用热水袋在被内加温，待被温暖后，在婴儿入睡前取出。床褥要平整，弹力要适当，以免婴儿俯卧时不易翻身或引起脊柱弯曲。床褥上铺薄棉褥，用床单将床褥和棉被包上，并经常更换。还可用棉花制作尿布垫，放于婴儿臀下，以防尿液浸湿床褥。注意婴儿不宜用羽绒被褥及电热毯，以免温度过高或发生意外。

为了防止婴儿脊柱弯曲，1岁以前不要枕枕头。在婴儿头部放一柔软毛巾，以便吸汗，但需保持清洁干燥并经常更换。1岁以后可用薄枕，大小最好以小儿头部稍移动时不离开枕头为宜。高度以婴儿的肩高为标准。

3.不要用洗衣粉洗婴儿尿布

洗衣粉属人工合成的洗涤剂。在日常生活中，有些父母用它来洗涤婴儿尿布，这是不科学的。因为洗衣粉中的化学成分对婴儿娇嫩的皮肤有明显的刺激作用。需要注意的是，使用洗衣粉洗涤尿布时，如果漂洗不彻底，婴儿的皮肤接触尿布上的洗衣粉残留物后，不仅可引起过敏反应，造成臀红，而且还可能出现胆囊扩大和白细胞升高等症状。所以，家长在给婴儿洗涤尿布时不宜用洗衣粉，应用婴儿专用的洗涤剂浸洗。最后把洗干净的尿布用开水烫后，再放在阳光下晒干。

4.婴儿忌睡电热毯

入冬后有许多家庭使用电热毯。有的父母唯恐把孩子冻坏了，晚上也让孩子睡在电热毯上，这样做对婴儿的健康是不利的。因为婴儿的新陈代谢旺盛，夜间入睡后，会略微出点汗，如果被窝中使用了电热毯，温度会迅速升高，孩子不仅感到燥热不安、入睡不实，而且新陈代谢加速，出汗更多。而被窝内外的温度又相差很大，一旦手脚伸出被外或踢被子后，极易受寒而患感冒。另外，由于被窝内温度升高，而室内的温度依然很冷，即里热外寒，外面的冷空气对婴儿娇嫩的呼吸道黏膜刺激加强，易引起黏膜干燥，出现鼻出血、口干舌燥、咽干疼痛、双眼发红及分泌物多等症状，即通常所说的孩子有内热或上火了。因此，给婴儿用电热毯是造成孩子反复感冒或上火的一个诱发因素，不利于婴儿的正常生长发育。另外，电热毯长时间使用而忘记关闭有安全隐患，家长也应特别注意。

5.婴幼儿忌睡软床

婴儿除了吃奶，大部分的时间都在睡觉，所以婴儿床成了小婴儿必不可少的用品之一。应给小婴儿选择既舒适安全，又利于小儿健康的婴儿睡床。

婴幼儿自出生后，身体各器官都在迅速生长发育，尤其是骨骼生长更快。婴幼儿骨骼中含有无机盐较少，有机酸较多，因此具有柔韧性强、不容易骨折的特点。虽然婴幼儿脊柱的骨质较软，周围的肌肉、韧带也很软弱，但是臀部重量较大，如果睡的床软，会将床压得凹陷，使得婴儿无论是仰卧或侧卧，脊柱都处于不正常的弯曲状态。久之会形成胸廓下陷或使脊柱和肢体骨骼发生弯曲或变形，出现驼背、漏斗胸等。这不仅影响孩子的体形美，而且更重要的是妨碍内脏器官的正常发育，对孩子的危害极大。

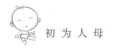

 新生儿护理的其他注意事项

1.夜间不要开着大灯睡觉

为了照顾婴儿方便，有些妈妈习惯在晚上开灯睡觉，这样不利于宝宝的健康成长。夜里长时间处于人工光源的照射，婴儿不能正常体验昼明夜暗的自然规律，生物钟就会受到干扰，导致睡眠时间缩短、睡眠变浅、易于惊醒等问题。

此外，婴儿机体的新陈代谢和生理机制也会受到影响，有可能导致某些疾病的发生。比如，长时间在灯光下睡眠，大脑褪黑素的分泌就会减少，可造成性早熟，还会影响视力的正常发育。因为熄灯睡觉能使人的眼睛获得充分休息，而长时间在灯光下睡觉，光线对眼睛的刺激会持续不断，使眼肌长期处于疲劳状态，得不到充分休息，极易对婴儿的视网膜造成损害，影响其功能的正常发育。

2.不要忽视宝宝身上的怪味

婴儿身上的任何细微变化都难以逃过妈妈的眼睛。但是，有一种现象却往往被妈妈忽视，这就是有些婴儿身上会散发出一些奇怪的味道，如烂白菜味、脚汗味、猫尿味等。其实，这些怪味，是婴儿患有某些先天性代谢疾病的信号。

先天性代谢疾病与遗传有关，因基因发生突变，导致某些酶或结构蛋白的缺陷，使体内氨基酸或有机酸代谢障碍，产生异常代谢产物，堆积在小儿身体内，并通过汗、尿排出，散发出各种怪味。例如，枫糖尿症可散发出枫糖味、焦糖味、咖啡味；苯酮尿症可散发出猫尿味；蛋氨酸吸收不良症可散发出啤酒花烘炉的气味；高蛋氨酸症可散发出煮白菜味或腐败黄油味；焦谷氨酸血症可散发出脚汗味。这些代谢病会导致孩子发育障碍。

代谢病的发病率虽然不高，但危害严重，一旦延误便难以挽回。所以父母不要忽视新生儿身上的怪味，发现怪味应及时就医检查，对症治疗。

3.忌忽视婴儿生病征兆

新生儿生病很难早期发现，因为他们不会像大孩子一样向父母诉说自己的不舒服，因而父母应该仔细观察。如果宝宝进食、睡眠情况突然发生变化，则应怀疑他生病了。首先要做的是给宝宝测体温，虽然有时生病不一定发热，但发热仍是生病的一个重要征兆。但千万记住，最重要的不是体温升高多少，而是孩子的精神状况如何。如果孩子即便体温正常，但无精打采、嗜睡、拒食少饮，也应引起家长的重视，要及早就医。

4.婴儿服药前后忌喂奶

婴儿患病时，服药前家长不要给孩子喂奶或饮水，让孩子处在半饥饿状态，以防止恶心、呕吐，同时也便于将药咽下。另外，服药后不要马上给孩子喂奶，以免发生恶心、呕吐。待孩子将药咽下后，可继续喂白开水20毫升～30毫升，将口腔及食管内积存的药物送入胃内。

5.忌让婴儿躺着吃药

婴儿病了，做父母的总是百般呵护，甚至连吃药也让婴儿躺在床上吃，唯恐惊动孩子。殊不知，这样做不仅对孩子的病愈不利，反而有害。

躺着吃药，药容易滞留在食管里，刺激并损伤食管内壁，有时还会

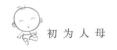

延缓药物的吸收，影响治疗效果。那么，婴儿吃药时采用哪种姿势最理想呢？最好是母亲抱着婴儿或让婴儿坐着吃药。服药后给婴儿喂适量的温开水。如果孩子因病重等原因不能采用这两种姿势服药时，父母要把婴儿的头、上身托起，然后再喂。

6.给婴儿喂药忌捏着鼻子

婴儿生病，有的父母为了给孩子服药，常采用捏着鼻子灌药的方法，殊不知，这种喂药方法可能危及婴儿的生命。

人体咽部有两条通道，一条是食管通向胃肠，另一条是气管通向肺部。气管内除空气之外是不允许任何异物进入的，为了防止食物、药物等异物误入气管，在气管上端有一块会厌软骨，起着气管的关闭或开放作用，它在呼吸、说话、唱歌时就开放，在吞咽食物时就关闭。如果我们强行捏着鼻子喂药，婴儿因鼻子被捏，被迫张口呼吸，哭闹反抗，使会厌软骨开放，很容易将药物呛入气管，发生窒息。出现这种情况，如果不及时抢救，几分钟内就会死亡。

给婴儿喂药，可在喂药前先将小儿抱起，采取半卧位，然后将药放在小匙内，慢慢地自口角灌入，使药液到达舌根后部即可咽下，等孩子咽下再放开下颌，并喂一些温开水。

7.不要给宝宝戴手套和脚套

有的家长怕宝宝的手指甲划伤小脸，又不敢剪去过长的指甲，就给婴儿戴上手套。可是有不少人也听说戴手套对宝宝不好，到底是戴好，还是不戴好？下面跟大家一起分享一个故事。

有位叫秀茹的产妇生了个白白胖胖的男孩，体重3.8千克。全家人乐得合不拢嘴，接回家后一会儿怕宝宝饿着一会儿怕冷着，悉心照料。

没几天，宝宝不负众望，长胖了，但面部、颈部及前胸后背长出了一些红色、凸出皮肤的大小不等的疹子。宝宝瘙痒难忍，不时地用小手抓蹭，面颊及前额处划了好几道口子。奶奶见了立即找了一小块布做了两只小布袋式的"手套"，给孩子戴上了，想以此方法防止宝宝抓伤面部。手套戴了几天果真面部的抓伤少了，全家人都很高兴。但是在戴手套的第五天，孩子又哭闹不止，无奈之下，家人只得抱着15天的宝宝到医院就诊。医生检查宝宝时一眼看到他戴的小手套，下意识地摘下来，发现宝宝右手食指末端关节处到指尖，皮肤已发黑缺血坏死，造成了人为的截指。这时全家人追悔莫及，本想减少宝宝的面部划伤，但没想到婴儿的手指会在"手套"中钩住里面的缝线，越绕越紧，被绕住的手指末端发红、肿胀，随着肿胀的增加，缠绕的线像锯似的勒入手指皮肤，导致血液不畅，远端缺血坏死。

医生告诉家长，为防止这种现象的发生，首先应为婴儿治疗和预防湿疹，解决局部瘙痒，然后为婴儿剪短指甲，不要戴手套。此外，对穿袜子或连脚裤的婴儿，每天至少查看一次，防止此类事情的发生。

另外，手也是宝宝的一个触觉系统，宝宝利用这个系统去感受大千世界。儿童智力的早期开发，与手部的运动密切相关，如果长时间戴手套，宝宝的手被束缚在手套中，会影响宝宝的智力发展。

8.婴儿满月剃头有必要吗

相传婴儿剃个满月头，用剃头刀刮尽胎发，可以使以后的头发增多、变粗。这种说法是没有科学根据的。露出皮肤表面的毛发叫"毛干"，埋在皮肤里面的叫"毛根"，毛干和毛根都是已经角化了的、没有生命活力的物质。唯独位于毛根下端、真皮深处的"毛球"，内含毛

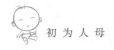

角质细胞，才具有生长毛发的能力。所以，不管是剃、刮、修剪，甚至拔除，去除的都只是已经角化了的、没有生命活力的那一部分毛发，根本影响不了它本身的生长。婴儿剃满月头不会改变头发的数量。而且婴儿头皮嫩，用未经消毒的剃刀剃发，容易刮伤皮肤，引起细菌感染，发炎化脓。农村中的小儿黄癣，俗称"癞痢头"，很大一部分是这样感染的。如果改剃为剪，不损伤皮肤，也就降低了婴儿患这种疾病的概率。

现在有一些母婴服务机构可以为新生儿提供剃满月头的服务，并可以把孩子的头发制成各种纪念品，很受家长的欢迎。选择这样的专业服务，好处是经验丰富，剃头时间短，孩子不会有什么不舒服的感觉。需要注意的是，一定要选择有资质、口碑好的机构，可以多向有孩子的同事、朋友了解。理发师上门服务时一定要要求他认真消毒理发工具，以免交叉感染，最好是使用一次性理发工具。另外，还要注意理发师的健康情况，发热、咳嗽或有皮肤病时不要让其上门服务，以防传染给新生儿。

婴儿运动和爱抚的需要

运动、空气和阳光

运动，从胎内即开始了。妊娠后期，胎儿在子宫内已经很不安分了。一会儿蹬一脚，一会儿伸一拳。宝宝的运动给准父母带来了无限的乐趣，准爸爸会经常用两手抚摩准妈妈的腹部与未见过面的宝宝玩耍，胎儿的脸也会转向准爸爸做出反应。

宝宝出生后，空间大了，可以自由自在地活动了，真痛快呀！可是有一些家长，坚持旧习不改，非把宝宝的手脚"五花大绑"地绑起来不可，还说这是为了让腿长得直。其实这是不对的，我们前面已经说过了，宝宝喜欢自由自在地活动，为什么要和他过不去呢？那些"O"形腿和"X"形腿，是由于缺钙、患佝偻病引起的，并不是由于不绑腿造成的。新生儿的衣服不要太紧，被子不要过厚，以免限制婴儿的活动，引起汗疱疹及痱子。让婴儿手臂和腿自由运动，可使局部的肌肉得到锻炼，为将来走第一步做好准备。

新鲜的空气对婴儿大有好处，可以增进食欲，减少疾病。室内每日的通风对宝宝来说是必不可少的，如同每日的沐浴一样重要。每日通风最少两次，每次最少20分钟，方可使室内空气新鲜。但要注意的是，在通风时，母婴均应避开对流的风口处，防止吹感冒。

适量晒太阳对新生儿的健康也很有益处，如早期新生儿存在黄疸时，光照可以帮助消退黄疸，还可促使新生儿皮肤形成必要的维生素D，防止佝偻病的发生。但在晒太阳时应注意保护好眼睛，尤其在夏天阳光强时，不要直晒，避免灼伤皮肤，在树的阴凉处折射过来的紫外线足矣。

新生儿需要爱抚

1.满足新生儿被爱抚的需要

人体的触觉器官最大，全身皮肤都有灵敏的触觉。胎儿在子宫里已经有触觉，习惯于被紧紧包裹在子宫内的胎儿，出生后同样喜欢紧贴着身体的温暖环境。所有的新生儿对于爱抚都很敏感，母亲的拥抱能为婴

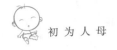

儿创造一个像子宫内一样舒适和安全的环境。所以，有机会就多抱抱婴儿，传达给他温暖与保护的感觉。当你怀抱他时，他会紧紧地贴着你的身体，依偎着你，倾听着你规律的心跳，倍感喜悦与舒适。对宝宝的轻柔爱抚不仅仅是皮肤间的接触，更是一种爱的传递。若宝宝在这个时期没有得到父母的爱抚和温暖，就很难产生信任感，日后可能形成冷漠、缺乏安全感等性格问题。因此，爸爸妈妈应尽可能多地爱抚宝宝，这对宝宝健康人格的形成十分重要。

妈妈给宝宝喂奶时，是宝宝感受被爱抚的最佳时刻。吃奶时，婴儿可感到身体和情绪与母亲之间有一种独特的亲近。你在给宝宝喂奶时，可以用一只手托住宝宝，用另一只手轻轻按摩宝宝的小手指，或者把你的手指给宝宝，让他紧紧地握住。这样可以刺激宝宝的神经末梢，有助于宝宝的大脑发育及手指灵活。同时也增进了母子感情，让宝宝获得安全感。

当宝宝哭闹时，除了饿了、拉了和尿了之外，是否还有其他原因呢？那就是常说的皮肤饥饿综合征。这时需要爱抚他一下，抱一抱他了。

2.为新生儿做抚触

出生24小时的新生儿即可开始接受抚触，抚触可以提高新生儿的免疫能力，科学、正确的婴儿抚触为其体魄健康、智商及情商的开发创造了良好的条件。宝宝在经过抚触后大都会很安静，睡得香，醒来也很高兴。有些有睡眠障碍的宝宝在经过抚触以后也能很快入睡，并睡眠安稳。实验发现，经过抚触的早产儿食欲都有所增加，吃奶量增多，体重也长得快。到产后42天复查时，发现他们的体重、身长、头围都比没有抚触的宝宝要增长得快。一般建议在洗澡后、午睡或晚上睡觉前、两次哺乳间进行。抚触应从头面部、胸部、腹部、四肢到手足、背部有次序地进行，刚开始时每次5分钟，以后逐渐延长到15～20分钟，每日1～2次。

（1）脸部抚触

在手掌中倒适量婴儿油，将手搓热，从新生儿前额中心处开始，用双手拇指轻轻往外推压，然后依次推压眉头、眼窝、人中、下巴。这些动作可以舒缓脸部因吸吮、啼哭及长牙所造成的紧绷。做6个节拍（图4、图5）。

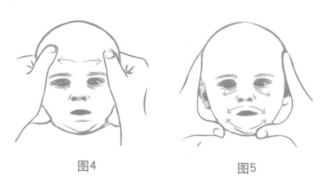

图4   图5

（2）胸部抚触

双手放在宝宝的两侧肋缘，先是右手向上滑向宝宝右肩，复原；换左手，方法同前。这个动作可以顺畅呼吸循环。做6个节拍（图6）。

（3）手臂按摩

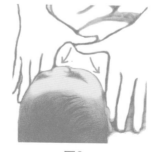

图6

双手先捏住宝宝的一只胳膊，从上臂到手腕轻轻挤捏，再按摩小手掌和每个小手指；换手，方法同前（图7、图8）。这个动作可以增强手臂和手的灵活反应，增加运动协调功能。做6个节拍。

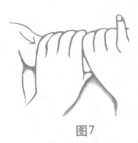
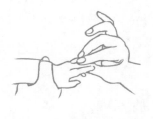

图7　　　　　　　　图8

（4）腹部抚触

在宝宝腹部以顺时针方向按摩。这个
动作可以加强婴儿排泄功能，有助排气，
缓解便秘。按摩动作要在婴儿下腹结束
（右下方），这是排泄器官所在部位，目
的是把排泄物推向结肠。注意：在脐痂未
脱落前不要进行这个按摩动作。做6个节
拍（图9）。

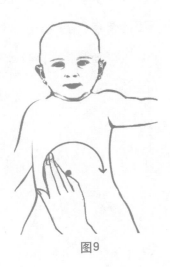

图9

（5）腿部抚触

从宝宝大腿开始轻轻挤捏至膝、小腿，然后按摩脚踝、小脚及脚
趾。这个动作可以增强腿和脚的灵活反应，增加运动协调功能。做6个
节拍（图10、图11）。

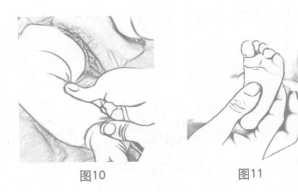

图10　　　　　　　　图11

（6）背部抚触

　　让宝宝趴在床上（注意不要压迫宝宝脸部，保证其呼吸顺畅），双手轮流从宝宝头部开始沿颈顺着脊柱向下按摩，再用双手指尖轻轻从脊柱向两侧按摩。动作结束后，还可用手轻轻抵住宝宝小脚，使宝宝顺势向前爬行（注意：新生儿做1～2次爬行动作即可）。这个动作可以舒缓背部肌肉。做6个节拍（图12、图13、图14、图15）。当宝宝觉得

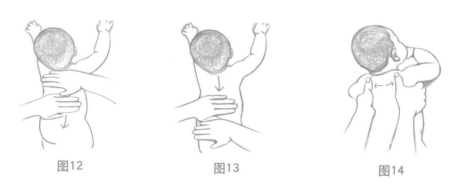

图12　　　　　　　　　图13　　　　　　　　　图14

疲劳、饥渴或烦躁时以及进食后1小时内不要进行抚触。给新生儿做抚触时室内温度最好在28℃左右，新生儿全裸时应在可调温的操作台上进行，台面温度在36℃～37℃。假如环境温度不能达到上述要求，可以在半裸状态下，有步骤地分部位脱衣，从头到脚进行抚触。妈妈的双手要清洁、温暖、光滑，指甲要短，无倒刺，摘下戒指、手链等首饰，以免划伤宝宝的皮肤。

另外，最好在手里倒些婴儿润肤液，以便在抚触中起到润滑作用。手法要轻，慢慢增加力度，千万不要让宝宝

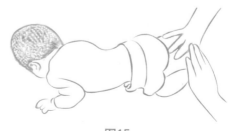

图15

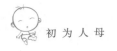

感到不舒服。

　　抚触不是一种机械操作，要和宝宝有很好的沟通和交流。周围环境要安静，不要有强噪声。可以一边抚触，一边轻轻地和宝宝说话，或播放一些轻柔、舒缓的音乐。抚触时应注意宝宝的个性差异，如健康状况、行为反应、发育阶段等。不论抚触进行到任何阶段，如果出现以下反应，如哭闹、肌张力提高、兴奋性增加、肤色出现变化或出现呕吐等现象，都应立即停止。

新生儿的喂养

1.新生儿喂养有哪些特点

　　婴儿出生后生长发育很快，身体由小变大，身长和体重增加，需要的营养相对比成人多。出生时3000克～3500克重的婴儿在满月时的体重可达4000克～4500克，身体各器官的功能也是由不成熟到成熟。生长快，需要的营养多，而新生儿消化功能弱，胃容量小，仅30毫升～50毫升，所以如果食物的质和量选择不好，就容易发生消化功能紊乱，引起腹泻和呕吐，还可能造成脱水、酸中毒，严重的甚至可造成死亡。要解决营养需要量多，而消化功能差这一矛盾，关键是合理地选择食物和喂养方法。

　　产妇玉兰，足月分娩一男婴，出生体重3.3千克。宝宝出生3日后，母子从医院平安回家。到家后玉兰给宝宝喂自己的乳汁，发现只有少量清水流出。自认为母乳不足，决定先给宝宝喂配方奶，待奶水多后再进行母乳喂养。谁知小宝宝很能吃，一次就吃了近100毫升，小肚子撑得滚圆，呼呼地喘粗气。一个多小时后孩子开始哭闹，妈妈认为孩子又饿了，接着拿奶瓶再次喂了30毫升奶，宝宝果然安静下来。玉兰觉得孩子确实能吃，第一次没吃饱才哭闹。谁知过了一会儿，宝宝又哭了。玉兰又拿奶瓶来喂，反复几次后宝宝开始呕吐，几小时后开始腹泻，量很多，均为水样便带有不消化的奶瓣，宝宝哭闹加剧。妈妈认为孩子又拉又吐后哭闹仍为饥饿，故再次反复喂配方奶，当孩子已经无力吸奶及哭闹时，他们才想起到医院就诊。孩子因消化不良，严重脱水，酸中毒抢救无效而死亡。玉兰难过得痛不欲生。这一血的教训是由于缺乏科学的喂养知识，对新生儿喂养特点一无所知造成的。可见普及科学的喂养知识是十分重要的。

刚刚出生2～3天的宝宝，妈妈清淡的乳汁正适合于他，只要按宝宝的需要供给，这时的热量及水分均可满足孩子的需要。并且随着日龄的增长，母亲的乳汁也会变得多和稠起来。影响乳汁分泌的因素有：

● 乳母饮食营养不佳或不足、吸烟、饮酒、睡眠不足、过度疲劳等均可使乳汁分泌不足。

● 精神愉快和对授乳有自信心的母亲大多能分泌足量的乳汁。

● 定时吸吮是最好的泌乳刺激，每次乳房排空愈多，则下次乳汁分泌量愈多。母乳喂养的新生儿应提倡随饿随吃。不定时、不定量不会使宝宝消化不良。

2.什么样的奶最适合新生儿

对新生儿来说，母乳喂养是满足其营养需求的最佳方法。母乳是婴儿期最合适的天然食物。母乳温度适宜、经济方便、营养成分全面，含有均衡的蛋白质、碳水化合物、脂肪和矿物质等，适于新生儿的消化吸

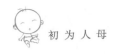

收。母乳中还含有各种抗体，提供给婴儿天然的免疫力，即使得病也容易恢复。

母乳的质量是随着婴儿成长而变化的。出生一周内的婴儿消化能力弱，需要的热量也较少，这时的母乳含脂肪较少，含蛋白质较多，看起来较稀薄，这种乳汁叫初乳，正符合出生一周内孩子的营养需求。上边所提到的叫玉兰的产妇就是犯了对母乳认识不足的错误。一周以后的乳汁为过渡乳，一两个月后的乳汁为成熟乳。随着婴儿生长发育的需要，乳汁中脂肪含量增加。乳汁的质量与产妇的膳食搭配有密切关系，产妇应多吃青菜、鱼、肉、蛋、豆类食品，还要多喝汤水，这样才能保证乳汁质量。总之，母乳是新生儿最理想的食品，最好母乳喂养孩子。

3.开奶时间

现在提倡"三早"，即早接触、早吸吮、早开奶。"三早"是母乳喂养成功的关键。早接触是给新生儿断脐后就放在妈妈的胸前，直接与母亲的皮肤接触，并让宝宝吸吮乳头。这时的宝宝正处在觉醒兴奋状态，会非常认真地吸吮，不管是否会吸出乳汁。由于分娩的疲劳，母子都会很快进入抑制状态，母子双双安然入睡。

新生儿出生后由于胃内常有残留的羊水，容易呕吐，呕吐时易引起窒息。所以婴儿出生后应先观察几小时，在无呕吐时方可试喂母乳（即吸吮乳头）或喂少许葡萄糖水。一般是在出生4小时后开始喂少量水，观察不吐后再喂少量奶。难产儿及早产儿出生后6～8小时开始喂水，出生后12小时开始喂奶。喂奶量从少量开始，一般为10毫升～20毫升，随着日龄的增加而增加奶量。这也符合母乳分泌的规律。纯母乳喂养是按照婴儿需要进行的，没有时间限制，即宝宝想吃就喂。最初一昼夜可吃12～15次。母乳喂养儿两次喂奶间隔时间最长3小时，这时如孩子睡着，应唤醒喂奶。人工喂养儿两次喂奶需间隔4小时。如天气炎热，气候干燥，可在两次喂奶之间喂一次温开水，不需加糖，喂水量顺其自然，能喝多少就喝多少。开始时，喂奶时间可能很不规律，通常一两周后可逐渐形成规律。

喂乳时不要让孩子过饥过饱，应掌握适宜的哺乳时间。随着日龄的增长，夜间可减少喂奶一次。为了母子在晚上都能得到很好的休息，最好是不喂半夜这次奶。如第一次在晚上10点喂，下一次在次日早晨5点喂。中间母子可以得到7小时的睡眠。母亲有充足的睡眠，乳汁分泌量增多；孩子有充足的睡眠，生长发育加快，能够很快地形成昼夜明确的生物钟，即白天觉醒、夜间睡觉的习惯。

4.为什么主张吃母乳及母乳喂养对母亲的好处

我国有句古话"民以食为天"，是说人类对食物的依赖性很高。而对于新生儿来说，母乳是满足他营养需要的最佳来源。产妇产后在激素的调节下分泌乳汁是一种自然现象，无论产妇是否喂奶，乳汁均会分泌。

由于现代科学的进步，职业妇女的增加，代乳品的种类日渐繁多，许多人放弃了给宝宝吃母乳的宝贵时机，选择代乳品来喂养宝宝。

我们不妨从医学角度来对比一下人乳与代乳品的营养成分，代乳品以牛乳为代表。

（1）蛋白质

人乳每100毫升含蛋白质1.2克，牛乳含3.5克。单从含量上看人乳只相当牛乳的1／3。但从质量上看，人乳中蛋白质2／3为乳清蛋白，

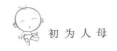

在胃中形成的凝块小，容易消化和吸收；牛乳中蛋白质4／5为酪蛋白，在胃中形成的凝块大，不易消化和吸收，大便也易形成硬块，引起便秘。

（2）脂肪和糖类

人乳和牛乳每100毫升含脂肪均为3.5克。但人乳脂肪中不饱和脂肪酸含量高、颗粒小，其中96%能被吸收利用；而牛乳中的脂肪只有80%～85%能被吸收利用。人乳中含糖量每100毫升为7.5克，牛乳仅含4.8克。人乳和牛乳中所含的糖类均是乳糖，但人乳中为β型乳糖，而牛乳中为α型乳糖。β型乳糖对肠道双歧杆菌有刺激生长的作用，同时还可抑制引起腹泻的大肠杆菌的生长。因此，吃人乳的婴儿患腹泻的要比吃牛乳的少。

（3）维生素

人乳及牛乳中维生素的含量都能满足婴儿的需要，但维生素D的含量人乳比牛乳多。因而人乳喂养的婴儿佝偻病的患病率比牛乳喂养儿低。

（4）无机盐

人乳中钙和磷的比例符合婴儿的生理需要，利于吸收，而牛乳中磷的比例较高，高磷低钙的饮食易引发佝偻病。

另外，哺乳是母亲的天职。产后立即开始喂奶，可促进母亲子宫的收缩，减少产后出血。母亲用自己的乳汁喂养宝宝可以增进母子感情，使亲子关系更加亲密。喂养母乳最为经济、方便、省力、省时，并且还可降低母亲患乳腺癌的风险。对于宝宝来讲，时常在母亲的怀中，感受安全温暖，有利于宝宝心理和智力的发育。

综上所述，母乳喂养对婴儿和母亲都是有益处的，在条件允许的情况下，鼓励母乳喂养。

5.哺乳前的要求

女性在妊娠后就应经常擦洗乳头，增加乳头的韧性，减少刚开始哺乳时的不适感。婴儿出生后即可吸吮乳头，刺激母亲乳汁的分泌。在喂奶前产妇需要把手及乳头洗净，洗乳头应用温水或淡盐水，不要用肥皂；喂奶时体位要保持舒适，肌肉松弛，这样有利于乳汁的排出。可采取侧卧位或坐位，取坐位时，座椅不宜高。可用一枕头垫着背部，并将脚提放在脚蹬上。双肩及背部放松，用前臂托住婴儿头颈及肩部，手掌及四指托撑其腰背部，让宝宝身体与母亲胃部紧紧相贴，头面朝向乳房，嘴与乳头处于同一水平位。要注意不要让乳房堵住孩子的鼻孔，以免影响呼吸。

健康的新生儿有3种反射可帮助其吃奶：一是觅食反射，该反射能帮助新生儿找到乳头。如果触碰一下新生儿的口周，新生儿若饥饿时会向触及他的方向张嘴。二是吸吮反射，如将东西放入新生儿的口中并能触其上腭，新生儿即可有吸吮动作。在产后的第一小时，吸吮反射可能很强烈。三是吞咽反射，如果新生儿口中充满了乳汁即可吞咽。这3种反射可以帮助新生儿找到乳头，帮助其吸吮，但是不能帮助新生儿将乳头含到口中，这是新生儿需要学习的，也是需要妈妈帮助的。

因此，妈妈需要观察新生儿的吸吮姿势是否正确，正确的吸吮姿势应该是：新生儿的整个身体面向妈妈并靠近妈妈，脸贴近妈妈的乳房，下巴触及乳房，嘴张得较大，含住妈妈的乳晕和乳房的皮下组织，而不是只含住妈妈的乳头。妈妈可用手指或乳头触及婴儿口周皮肤，引起婴儿的觅食反射。当宝宝张嘴的一瞬间，妈妈应用另一只手将乳房托起，

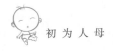

迅速地将乳头送入婴儿口中，使整个乳头和大部分乳晕含在婴儿口腔中。这些皮下组织都有乳窦，有敏感的泌乳神经，宝宝舌头周围的气浪压迫乳窦可使乳房流出乳汁，将乳汁挤到婴儿口中，以便宝宝吞咽。妈妈能看到新生儿慢而深的吸吮，能听到新生儿吞咽的声音。在喂养结束时表情放松、快乐、满足，妈妈不会感到乳头疼痛。

另外，要准备两条小毛巾，一条放在宝宝的颌下，另一条放在妈妈的另一侧乳房上，以保持乳头清洁。每次哺乳，宝宝开始吸入的乳汁叫前乳，后吸入的乳汁叫后乳。前乳带蓝色，蛋白质、乳糖含量多，含水分也较多，所以母乳喂养的孩子，不需另外给水喝。后乳色发白，脂肪含量高，能给婴儿提供能量。这就要求新生儿先吸空一侧乳房，再吸另一侧，这样才能确保营养全面。下次喂奶时，就由后喂的一侧乳房开始，吸吮完大部分后再换另一侧。这样在一天的喂养过程中，新生儿可以从两侧乳房得到大约相等量的奶水，也不会使乳房被吃偏（一侧大一侧小的现象）。

一般婴儿吃饱了会主动松开乳头，但有时还会咬住乳头，这时要注意不要硬拉，否则易拉伤乳头。正确的方法是：当婴儿吃饱乳汁后，妈妈可用手指轻轻压一下婴儿的下巴或下嘴唇，这样会使婴儿松开乳头；也可将手指伸进婴儿的嘴角，慢慢地让他把嘴松开，这样再抽出乳头比较容易。

喂奶期间妈妈要精神放松，并享受哺乳的乐趣；反之，精神紧张、焦虑都会抑制乳汁的分泌与流出，影响对孩子的喂养。

宝宝在喂奶前哭闹，或是吃奶时常常会吸进空气到胃中，继而发生溢奶。为避免这种情况，在喂奶前尽量不要让宝宝哭太长时间，吃奶时乳头或奶嘴都要填满宝宝的口腔，避免吸入太多空气，喂奶后还要为宝宝拍嗝，帮助宝宝打出嗝，将胃中的空气排出。妈妈可以一只手搂住宝宝的后腰及屁股，一只手托起宝宝后将宝宝的头慢慢抬高，让宝宝的头靠在妈妈的肩上，这时托宝宝头的手就可下移至宝宝的背部，用手掌轻轻拍宝宝的后背，直到宝宝打出嗝。这里需要注意的是，妈妈给宝宝拍背的手后掌部不要离开宝宝，以防宝宝后倾。除拍嗝外，尽量不要让宝宝过多地活动，如洗澡、换尿布等，都应在喂奶前做完。为避免意外情况，喂奶后最好让宝宝侧睡，以防吐奶或溢奶呛入气管，或流入耳道。婴儿三四个月后，随着胃部肌肉功能和神经调节功能的逐步加强，溢奶现象会自行消失。

喂完奶后用温水擦洗乳头、乳晕及周围部分，以清除婴儿吸吮乳房时可能由口腔传播出来的细菌，保证乳房的清洁。挤一滴乳汁涂在乳头上自然晾干，这样可预防乳头的皲裂及疼痛。

6.要不要给新生儿喂水，喂什么样的水

关于这个问题说法不一。有人主张喂水，有人主张不喂。我们的意见是3个月内的婴儿肾脏功能不健全，水分摄入量过多或过少都不好。如果是母乳喂养，而且够吃，两次奶之间宝宝不哭不闹，便可以不喂水。但在宝宝出生后头几天，妈妈的乳汁分泌不足时，宝宝可因入量不足造成脱水，引起宝宝不停地哭闹、烦躁、尿少或尿布被橘黄色物质（尿浓缩后草酸盐的结晶）污染，皮肤干燥、唾液黏稠；有的宝宝舌尖处可见红色芒刺，似杨梅舌，这时应适当补充水分，纠正脱水现象。

另外，如用配方奶喂养，或气候干燥、炎热，婴儿出汗较多时，可在两次奶中间喂适量水，可根据孩子的需要增加水量，宝宝到了一定月

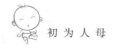

龄时，还可喂钙水、胡萝卜水、青菜水等。菜水要随煮随喝，不要给孩子喝隔夜水。新生儿期不要喂蜂蜜水，水中也不要加糖，加糖后会影响宝宝的食欲，造成生长发育减缓。

7.母乳喂养中遇到的问题及解决方法

初为人母，对宝宝的爱胜于一切。当宝宝刚刚诞生，断脐擦净全身，医务人员将宝宝抱到妈妈的怀中时，宝宝与妈妈有了皮肤接触，张开小嘴开始认真吸吮，不管是否吸到东西，宝宝都会很满足。此时当妈妈看到宝宝吸吮的动作缓慢而且有力，表情又是那么轻松愉快时，妈妈会感到欣慰，会浮想联翩，会真真切切地理解"母亲"这个词的真正意义。

但是随着内分泌的变化及激素水平的改变，产后两三天乳房开始胀痛，让宝宝反复吸吮的乳头也会疼痛难忍，有时乳头还会被宝宝吸出小口。这时许多妈妈会对母乳喂养产生畏难情绪，不想再让宝宝吃母乳，这样很可能会让宝宝失去母乳喂养的机会。所以应该让妈妈们知道，这是开始哺乳时常遇到的问题。

当乳汁大量分泌，乳腺开口处不是很通畅，乳汁贮存在乳腺中时，母亲会感到胀痛，严重者腋下淋巴结也肿胀疼痛。如果硬块较小，症状较轻，可以让婴儿勤吸吮，如果乳房过胀，宝宝吸不动时，可用温毛巾敷在乳房上，并用手轻轻向乳头方向按摩挤压，迫使乳汁从乳头处流出。当每个乳腺开口通畅后，挤压时乳汁可呈线状喷出。宝宝可不用很费力地吸吮，短时间内可满足其需要。

乳头的疼痛是因为婴儿吸吮时只含住了乳头。这样既吸不到足够的奶水，还会引起乳头的疼痛，应该尽量使婴儿的嘴张大，含住大部分乳晕，才有利于婴儿靠有力的吸吮动作压迫乳晕下面的乳窦而挤出乳汁。在度过这一关键时期后，妈妈就可以很好地适应母乳喂养了。在这最初的关键几天，母体分泌的乳汁为初乳，量比较少，这时宝宝需要量也较少。初乳乳汁较黏稠，颜色发黄，内含丰富的蛋白质，还含有婴儿抵御疾病所需要的重要抗体，有助于预防婴儿常见的感染性疾病。初乳内含的维生素A有助于增强新生儿抗感染能力。初乳还含有生长因子，能促进小儿未成熟的肠道发育，为消化吸收成熟乳做准备。这些都是任何母乳替代品所不能取代的最宝贵的物质。

另外，还要讲一下母亲哺乳期的用药问题。因为所有的药都会通过乳汁带给婴儿，所以哺乳期尽量不要随便用药。如果必须用药，一定要在医生的指导下，使用一些对婴儿无影响的药物。也不要在哺乳期吸烟、饮酒，这样不仅不利于妈妈，而且会通过乳汁影响吃奶的婴儿。母亲食用生冷食物，也可能影响宝宝，使宝宝的大便变稀，次数增多，故应该适量少吃或不吃，避免孩子发生胃肠反应。

8.母乳喂养持续时间多久为好

母乳喂养的持续时间与不同的历史时期和生活条件有着密切的关联。从前由于经济及生活条件的影响，特别在广大农村，其产后哺乳期往往可长达数年之久。随着经济及生活条件的改善，特别是部分富裕起来的人们又错误认为，延长哺乳期会影响他们的经济收入或健美的身材，因而又有缩短哺乳期的倾向，而采用部分人工喂养或全部人工喂养。

根据世界卫生组织的调查和研究发现，母乳中含有多种婴儿需要的抗体和健康生长所必需的无机盐，哺乳有利于母亲身心健康的恢复、减少乳腺癌的发生和起到部分的避孕作用。因此，大力提倡自然离乳的

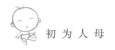

母乳喂养方式，持续时间在24个月为好，个别情况下也要至少母乳喂养4~6个月。

9.如何判断新生儿的饥饱

如何判断现阶段的宝宝已经吃饱了还是处在饥饿状态中？常用的估测方法如下：

● 吃饱后的表现：婴儿安静，体重逐日上升，每日有2~3次黄色软便。

● 饥饿时的表现：婴儿哭闹不安，但哭声洪亮，体重增长缓慢或不增加，大便色泽偏绿色。如有上述现象，应考虑改善奶水质量，给妈妈增加营养，或每日给婴儿补喂1~2次配方奶，即可消除饥饿状态。

10.新生儿吃奶不好的常见原因是什么

刚出生1~2天的新生儿，因尚未适应外界环境，或者母亲尚未掌握喂养要领，可以出现短暂的吃奶不好的现象，但不久即能自然好转，婴儿体重也会逐渐增加。如果新生儿吃奶一直不好，或好转后又再次不好，致使体重不增或下降，应该仔细检查有无鼻塞、肺炎、败血症、颅内出血、兔唇、腭裂、鹅口疮、菌痢等疾病，并进行对症治疗。

11.什么时候开始添加辅食

婴儿生长发育迅速，需要全面供应各种营养物质，供应不足就会引发各种疾病，如佝偻病、贫血等。但在补充辅食时要注意下列事项：

● 补充辅食的时间和种类要根据婴儿生长的情况和月龄来定，不宜过早或过晚。新生儿期一般只需添加维生素AD滴剂及钙剂即可，6个月可添加米粉、菜泥、蛋黄、米粥等辅食。

● 添加时应掌握由稀到稠，由细到粗，由一种到多种，由少到多的原则。

● 仔细观察大便变化，谨防消化不良。

12.代乳品的选择

如果母乳不足或质量不能满足婴儿生长发育的需要，或是没有母乳时，选择一种合适的、营养成分比较全面的代乳品至关重要。食物中的蛋白质、糖、脂肪、无机盐、维生素和水为生命的营养六要素，是人体生命活动的物质基础。人们必须从食物中获得这六要素，才能维持正常的生命活动，缺乏任何一种都会影响人体健康，如蛋白质缺乏会生长缓慢，缺铁可发生贫血，维生素D缺乏可引起佝偻病。

现在市场上出售的奶粉品牌众多，要选择一种适合新生儿的奶粉为好。要根据自己的实际情况、经济能力去选择。

在给宝宝冲调配方奶时应遵照奶粉包装上的说明进行，不可胡乱改变配方奶粉和水的比例。冲调过浓，婴儿易消化不良，引起腹泻或便秘；冲调过稀，婴儿易营养不良，生长缓慢。

婴儿每天的食奶量一般每千克体重不能少于100毫升，出生7天内每次30毫升～60毫升，每日6～7次；出生8～14天的婴儿，每次60毫升～90毫升，每日6次；出生15～30天的婴儿，每次90毫升～120毫升，每日5～6次。满月后每次奶量不超过200毫升，一天不超过1000毫升。这些只是一些基本参数，应根据小儿消化及体重增长情况酌情增减。

13.钙剂与维生素AD的添加

应从出生就开始添加维生素D，维生素D选择用鱼肝油时，维生素A与维生素D的比例以3：1为好。因为维生素A过高时易引起维生素A

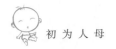
中毒。可选用滴剂伊可新或贝特令胶囊，每日一粒。喂时要直接将油剂滴入婴儿口中，不要先滴入水瓶再喂，因油剂易粘到瓶子上，剂量不能保证。喂钙剂时也要吃完奶后再喂，避免刺激胃，引起呕吐。钙剂不要和奶放在一起，因钙粉易与奶粉结成小块，影响奶及钙的吸收。这里指的主要是碳酸钙类。

另外，新生儿期不必添加辅助食品和钙剂。

14.奶具的准备与消毒

家中来了新主人，全家人在欢乐中又会忙得不亦乐乎：为婴儿喂奶、洗澡、换洗尿布……可以说全家上下齐动员，人人"参战"。

宝宝要吃、要喝，而奶具的准备是必不可少的。尤其是人工喂养儿，一个宝宝最少要准备2个水瓶和2个奶瓶。在选用奶瓶时，要根据宝宝的月龄购买与月龄相符的奶嘴。

宝宝的奶瓶应提前在消毒奶锅中进行消毒处理，奶瓶、奶嘴均要一次性使用，即用一次消毒一次。因为新生儿的抵抗力弱，特别容易在喂奶的过程中遭受细菌的感染，所以每次在冲调奶及喂奶前一定要把手用清水和肥皂水洗净，并将吃剩的奶倒掉，不要再给孩子吃。大人不要用手去触摸奶嘴，更不要用嘴去吸奶嘴试温度，每次喂奶前将奶水滴在手背上去试温度或滴在上臂的内侧，感觉温度适宜时方可喂宝宝，避免烫伤孩子的口腔黏膜，或是因奶水太凉造成孩子消化功能紊乱。

第三章　新生儿神奇的行为能力

新生儿是醒着，还是睡着来到人间的

婴儿的一声啼哭，向世界宣布了他的诞生，啼哭之后，便开始了有规律的呼吸，贪婪地呼吸着大自然的恩赐——空气。在助产士给他处理完毕以后，他会慢慢地睁开明亮的大眼睛，带着好奇心，安静不动地注视着四周。刚刚经历了一场痛苦磨难的母亲看着安静、可爱的宝宝，仿佛忘掉了分娩时的疲劳与痛苦。

新生儿出生后这样的安静觉醒状态约持续40分钟。这段时间也许就是宝宝为期待他们出世很久的爸爸妈妈安排的特别节目吧！这时，宝宝会全神贯注地注视着父母的脸，专心致志地倾听父母的声音，一动不动。这时你也会注意到宝宝好像把全部精力都集中到看和听上面了。所以我们说宝宝是醒着来到世界上的。

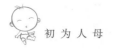

宝宝能看见吗？喜欢看什么

人们从前一直认为新生儿不懂事，他们只会睡、活动、哭和吃奶。虽然有的母亲相信她的宝宝会看，对她的谈话有反应，但医生和心理学家们在当时是不相信的，因为没有人用科学证明这一点。20世纪60年代中期以后，一位美国学者和一位荷兰学者几乎同时做了这方面的研究，证实了新生儿在安静觉醒状态下，反应灵敏，喜欢看东西，特别是圆形、有鲜艳颜色的东西，如红球或画着黑白条纹的图片，还喜欢看人脸，如果戴上眼镜的话，就更能吸引他们了。当人脸或红球移动时，他们的目光甚至头都会追随，有时可追随180度。他们不但能看，而且能记住所看的东西。如在宝宝床头挂一个玩具，开始他看的时间长，以后看的时间逐渐缩短。如果换一样新的东西，他又会重新表现出兴趣。从这点就可以说明宝宝对已看过的玩具或图像有早期记忆的能力。

新生儿眨眼比成人少，天生就有凝视的能力。当他睁着一双大眼睛注视着你时，加上他那肉墩墩的粉红面颊，好像带着多少的好奇来到世界上。初为人母之时，多和宝宝通过对视相互交流情感，可以不断加深认识和增进母子间真挚的爱。

新生儿看东西的距离约20厘米，相当于母亲抱婴儿喂奶时母亲脸和婴儿脸之间的距离。新生儿调节视焦距能力差，所以要让宝宝看清东西必须距眼睛20厘米左右，这种状态要持续三四个月。

年轻的父母可以做个有趣的试验：在自己的脸上做改变，戴上或摘掉眼镜，或戴上口罩等，看宝宝的反应如何，做一下对照，从而更加了解自己的宝宝。

宝宝能听见吗？对声音有什么样的反应

美国著名儿科医生布雷寿顿，曾经做了个有趣的试验，让妊娠 7 个月的母亲在 B 型超声的荧光屏前，在胎儿觉醒状态下，让其倾听母亲腹壁外的咯咯声，观察胎儿对声音的反应。结果发现胎儿头转向了发出声音的方向，说明宝宝隔着肚皮听到了声音。那么，宝宝是什么时候开始有听力的呢？有不少学者做了这方面的研究，观察到胎儿听觉器官发育得相当早，听神经从胎龄6周即开始逐渐发育，15～29周开始有听觉，24周左右耳蜗的形态和听神经的分化基本完成，至25周听觉几乎与成人相等，28周时则对音响刺激已具有充分的反应能力，并以4种方式表达，即胎动、胎心率、脑电波记录的变化及电流性皮肤反射的反应。

宝宝真可称得上是个天才，从一出生即有对声音的定向能力。在宝宝的觉醒状态下，让他的头向前方，用一个小塑料盒，内装少量玉米粒或黄豆粒，在距宝宝耳旁10厘米～15厘米处轻轻摇动，发出很柔和的"咯咯"声。你仔细观察会发现宝宝很快变得警觉起来，转动眼睛，接着把头转向声音发出的方向。有时他还要用眼寻找小塑料盒，好像在想：是这小玩具发出的好听的声音吗？如果将宝宝的头恢复到正前方，在宝宝的另一侧耳旁重复上述动作，他仍可把头正确地转向发出声音的方向。所以有人形象地称宝宝的头是"自动天线"，能自动地移动到最好的接收声音的方向。他们不但听，而且能看声源，说明眼和耳两种感受器官内部已经由神经系统连接起来了。这种连接使新生儿尽可能感受外来的刺激，更好地适应环境。

新生儿喜欢听人说话的声音，反感噪声的干扰。因为在胎儿期感

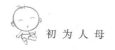

觉器官的功能已初步完善，凡是在子宫内接受到的外界刺激均能以一种
潜移默化的形式储存于大脑之中。胎教的音乐和诗歌朗诵，父母和胎儿
进行的语言交流，以及经常轻拍孕妇腹部唤其乳名，时间久了，胎儿便
会铭记于脑中。出生后婴儿哭闹时呼唤其乳名，与之谈话，宝宝会感到
宫外环境并不那么陌生，而产生一种安全感，会很快安静下来。你不妨
试一下，在宝宝醒着的时候，在他耳旁一定的距离，不让他看到你，轻
轻地不断地叫他的名字，他的眼睛和头会慢慢地转向你，并高兴地看着
你，脸上显出高兴的样子。如果一边是父亲，一边是母亲，同时叫他，
多数婴儿喜欢母亲的声音，会将头转向母亲的方向。这就是前面所说的
在子宫内听惯了母亲声音的缘故。

　　研究胎教的人曾经讲过这样一段有趣的故事：有一位提琴家列昂尼
德·科根，在他妻子临产之时，他决定在一次音乐会上演奏一首新曲。
他在妻子的伴奏下，曾短期练习过这首乐曲。不久，他们的儿子诞生
了。这个男孩4岁时便学会了拉提琴。有一天，他突然奏出了一段从来
没有人教过的乐曲旋律，正是科根在那次音乐会上演奏的乐曲。这首乐
曲仅在那次音乐会上演奏过一次，他的儿子出生以来也没听过它。这又
进一步说明了胎儿的听觉能力，他不但能听，而且会有记忆。

　　孩子长大后为什么会说话，而且母语会讲得尽善尽美，除其要具备
一套完整的发音器官外，听是不可缺少的。具备了听力及发音器官，后
天训练也是不可缺少的。大概你也听说过狼孩的故事吧！在印度的一个
山区，一个孩子一生下来就被狼叼走了。从此这个孩子就一直生活在狼
群中，不会站着行走，只会爬，不会讲话，只会像狼一样地嗥叫。他虽
然具备了听力及发音器官，但不在人类社会中生活，缺乏后天的语言训

练，故第二信号系统也不能建立起来。这个例子告诉我们，对宝宝的后天训练应是连续不断的，从子宫内到子宫外，一直到长大，不论是语言还是运动，都应持之以恒。

 新生儿的触觉

当宝宝哭闹时，父母都会本能地抱起宝宝，摇动并轻拍宝宝，宝宝会马上安静下来。但许多人并不知道这是什么道理。其实这个动作即是利用宝宝的触觉器官安慰他们。由于新生儿全身皮肤都是灵敏的触觉器官，当怀抱他时，他会紧紧地贴着你的身体，依偎着你。这就是由于胎儿在子宫内的环境既温暖柔软又紧裹着，对触觉产生的习惯。所以新生儿睡觉时用包被将宝宝包裹起来可以减少婴儿惊跳，使其安静入睡。但不主张长期包裹，因为这样会约束孩子的生长发育。

另外，宝宝也喜欢接触柔软的物体，宝宝的嘴唇和手是触觉最灵敏的部位。当被单或柔软的物体碰到嘴唇时，他会张口找或将物体放到口中吸吮。胎儿在子宫内6月龄时就有吸吮拇指的动作，在B超下可见到他在宫内津津有味地吸吮手指，出生后可见由于吸吮蜕皮后留下的褐色疤痕。这些疤痕部位多在拇指及前臂外侧。这是宝宝利用触觉来安慰自己。吮手的动作有的宝宝如不被干预，他可吃许多年，个别小儿可成癖，达到睡觉前先吸吮一会儿手指或精神紧张时不自主地做吸吮动作。所以，在宝宝稍大一些后最好干预他的吸吮动作，防止他把这种习惯带入幼儿园、小学，既不卫生也不文雅。在新生儿期是利用触觉安慰自己，年龄大一点儿后即是不良习惯了，所以应加以纠正。

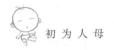
初 为 人 母

新生儿的味觉和嗅觉能力

　　宝宝一出生就有良好的味觉，能精确地辨别酸甜苦咸。有人还做过这样有趣的试验：将宝宝妈妈的防溢奶垫与别人的防溢奶垫分别放在孩子鼻孔两侧，观察他会有什么表现，结果看到宝宝准确无误地转向自己妈妈奶垫的一方。这说明宝宝有区别气味的能力，他喜欢闻自己妈妈的气味。

　　由于宝宝已经具备了视、听、触、味及嗅觉器官，他们就能从外界接受各种感性刺激。同时，外来刺激的传入也是促进宝宝大脑发育完善必不可少的条件之一。如果你能从本书受到启示，即从宝宝出生开始，就将他看成个懂事的孩子，多跟他说话，多和他玩耍，在与他的交往中发挥你的创造性和想象力，你一定会找到无穷的乐趣，也一定会对孩子未来的智力发育大有益处。下面列表提示胎儿刺激反射开始出现的时间，供你更好地了解自己的宝宝。

表3　刺激反射开始出现的时间

感觉刺激的种类	反射开始出现的时间
皮肤感觉的冷刺激	胎龄4个月
皮肤感觉的温热刺激	胎龄5个月
皮肤感觉的疼痛刺激	胎龄7个月
味觉的苦味反应	胎龄5个月
味觉的甜味反应	胎龄5个月
嗅觉刺激	胎龄7个月

074

新生儿的运动本领

胎儿自胎龄四五个月即开始了每日的伸胳膊蹬腿运动。这一举动带给了准父母莫大的鼓舞及乐趣，每天沉醉在喜悦之中。性急的准爸爸会经常用两手抚摩准妈妈的腹部享受胎动的欢乐，盼望着宝宝的早日到来。当母亲十月怀胎，一朝分娩，宝宝的一声啼哭，向世界宣布他的到来之时，他的四肢即开始不停地踢蹬，就像一个准备已久的运动员听到发令的枪响一样，使出全身的力量运动起来。

上肢和双腿的自发性运动是受脑内神经支配的有节律的运动。你仔细地观察就会发现，宝宝的这种特有的伸出和缩回上下肢运动是在邀请你和他玩耍的一种表示。如与他谈话，你会发现宝宝竟会扬眉、伸足、抬臂，还会凝视着你笑、打哈欠、吸吮手指及抓住你的手表示友好。他的这种躯体活动与谈话内容是那样的协调，包括声音的停顿变化也是如此，就如同与一个非常懂事的大孩子谈话交流一样。

以上所说，你均可试一试，成功了你会很开心。经常与宝宝谈话对宝宝的大脑、心理的发育都是很有帮助的。运动是智力早期开发的内容之一，每日可给宝宝做有计划性的体操运动，如双上肢的举起、双手的握持及牵拉，双下肢的屈曲伸直、双足的踏步运动、竖头、俯卧等一系列的运动，这对宝宝的身心健康均大有帮助。

新生儿绝妙的模仿能力

宝宝宽宽的前额，大而明亮的眼睛，微翘的鼻子，柔嫩光滑的皮

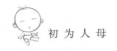

肤，就像块吸铁石一样，把父母的注意力一下就吸引到他的脸上，最后完全集中在他的双眼上。爸爸妈妈仔细地观察，唯恐有漏掉之处。

正像你对宝宝的面孔感兴趣一样，他也对你的面孔特别感兴趣。有人做过试验，让宝宝看人脸及杂乱无章的几何图形，结果宝宝选择的是人脸。你也可以注意到，当宝宝在安静觉醒状态下，他常以特别的兴趣注视着你的面部，并会对看到的面部做出反应。宝宝能正确地模仿某些表情，如皱眉、张口、伸舌、打哈欠等。我们说宝宝除了能看、能听，还有叫人难以置信的模仿本领。

有位医生将出生3天的觉醒状态下的新生儿抱起来，面对面地对视，并与他低声细语，新生儿很感兴趣，并做出友好的应答，面露笑容，嘴唇翕动犹如说话，表现得十分轻松、惬意。这位医生抓住这个极好的时机向他连续张嘴，并且张嘴的幅度越来越大。新生儿的双眼凝视医生，并开始张嘴，幅度也逐渐增大。这个动作连续几次都成功了，医生又慢慢地把舌头伸到口外，新生儿也模仿着将舌头伸出来。

最早注意到这种模仿能力的是一位天才的希腊心理学家马勒特斯。他说母子相互注视，妈妈聚精会神地看着孩子，孩子也会目不转睛地望着妈妈，他们用这种方法相互交流着情感，倾诉着心中的爱。妈妈对婴儿来说，就像是面镜子，尤其是在出生后第一个月，看见妈妈的脸时，婴儿如同看见的是自己。这是一种生存和接受教育的先天本领，是一种自然过程。爸爸妈妈应仔细观察，发现自己宝宝的这种能力，并多和新生儿交流，比如做出生气、高兴、悲哀、讨厌、害怕等表情，你会注意到宝宝在注意你的面部表情时，他的双眼集中在你的眼睛和嘴上，然后按照他所见到的来改变自己的眼睛和嘴的表情。

如果你要问，新生儿到底需要接受多少刺激才能联系到他们的模仿行为呢？目前尚不清楚。也许这是婴儿的天赋，他们用自己面部的感觉器官，随着自然运动和各种特征性的活动，会产生新生儿最大范围的面部表情。

另外，经常与宝宝低声调、面对面地谈话，宝宝的语言发育可以提前。如每天都不厌其烦地与宝宝交流，宝宝在2个月时就会对妈妈的谈话做出准确的反应。当妈妈与他交流时，他的面部表情、嘴、鼻子都会有反应，同时发出哼哼哈哈的声音。五六个月时即可准确地发出爸爸妈妈和奶奶的声音。所以我们告诉初为人父人母的爸爸妈妈，千万不可把宝宝当成什么都不懂的孩子，他是个聪明的"小天使"。

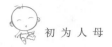

初 为 人 母

078

第四章　先天畸形与遗传

 孕期什么时候容易发生先天畸形

秋凤家的邻居生了个小孩，本是一件大喜事，可谁知宝宝一出生，接生的医生就对等在产房外面焦急万分的父亲讲："孩子出生了，但不幸的是孩子有毛病。"随即把孩子抱给父亲看，父亲看后呆住了，很长时间反应不过来。原来孩子四肢短小，手足阙如，短颈畸形，是一个畸形儿。全家人心中都蒙上了一层阴影，事过多年这对夫妇都不敢再要孩子。秋凤问医生孕期什么时候容易发生先天畸形，为什么会发生先天畸形，医生做了详细的回答。

妊娠早期最易发生先天畸形，因为早期多有妊娠反应，出现食欲不振、恶心呕吐、头晕、倦怠等症状，呕吐剧烈者还会造成体内酸碱失衡，出现代谢性酸中毒、尿酮体阳性。这种反应是由于供给胎儿营养的滋养细胞分泌了较多的人绒毛膜促性腺激素的缘故，产妇摄入量减少，营养不足，造成严重的糖类缺乏，肝功受损，解毒能力减弱，抵抗力降低，免疫功能下降。这个时期特别容易造成产妇感染细菌及病毒，通过血液循环波及胚胎，造成胎儿感染，产生畸形。另外，妊娠早期受精卵生长发育靠胚外层的滋养细胞长入母体子宫内膜吸取营养，此时胎盘未形成，起不到胎盘屏障作用，细菌及病毒非常容易侵入胚胎体内，也容易产生畸形。

受孕后第4~8周是胎儿发育过程中的致畸敏感期。这时如有病毒毒素侵入，可以扰乱并阻断胎儿器官的发育程序，造成先天畸形。同一毒素如在孕后期侵入时只会对胎儿某些器官造成局部伤害。

一般来说，在致畸敏感期毒素作用的时间越早，对组织造成的损伤也越彻底。大部分严重的畸形发生在孕卵的3周之后。孕4周容易发生食道畸形，孕6周横膈发育期，此时感染易发生膈疝，造成肠、胃、肝等脏器可以进入胸腔。心血管等在头3个月完成，这时期受到刺激就会产生心血管畸形、肠异位、外生殖器畸形等。孕卵在8周时，胚胎已初具人的形态，开始形成五官、骨骼、肌肉、皮肤及各内脏系统，毒素就能干扰或阻断在此特定时期的特定器官的发育而形成畸形。因此妊娠早期的保健应予特别注意。

受精至孕4周这段时期称为分化时期，此时期胚胎对外界致畸因子不敏感，但如果受到较大干扰，以致胚胎细胞大部分死亡，胚胎也就无法分化成为各器官，并因此而死亡，多形成流产。如果只有少数细胞受损害，胚胎尚有活力补偿再生，则不致出现明显影响，但可形成某种畸形。孕4~8周这段时间称为胚胎期，这时期胚胎细胞剧烈分化，高度敏感，此时受侵害易出现先天畸形。

需要提及的是，即使胎儿早期未受侵害，后期严重感染也会造成胎儿的死亡，即胎死宫内。所以整个孕期保健均很重要，一定要做好产前检查，定期保健。

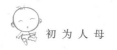

 常见的畸形有哪些？如何预防

刘红要当妈妈了，对未来的宝宝十分关心，这个孩子就是家庭的希望。如何生出一个健康的孩子是当前家庭最关心，也是对家庭最重要的问题。她请教医生常见的畸形有哪些，应如何预防。医生告诉她，畸形是指出生前胎儿在宫内就形成的形体或器官的结构功能上的缺陷，分外观畸形和内脏畸形两种。

从狭义来讲，畸形常泛指严重的形体异常，最直观的是孩子的外形是否正常，如头部、五官、皮肤、四肢是否齐全、对称、完整。

一般刚出生时发现的畸形有：无头、无脑儿，脑积水，小头畸形，无肢体，连体，单头双身，脊柱裂，脑脊膜膨出，单眼、无眼球，缺耳，唇腭裂，脐疝，内脏外翻，脊柱侧弯，多指（趾），足内翻、足外翻，并指（趾）等严重的形体异常，这些都是外观畸形。存在严重畸形的孩子出生后会很快死亡，不可能存活。畸形不严重或不危及生命体征的患儿可以存活下来。

外观畸形是直观的，内脏畸形就需要很认真地检查或借助诊断器械来诊断。较为多见的内脏畸形有：肺脏缺少一叶、右位心、先天性心脏病、膈疝和消化道畸形等。

消化道畸形又包括：胃肠扭转、幽门闭锁、肠旋转不良、巨结肠、食管气管漏及肠闭锁、无肛门等。

常见的染色体异常遗传病包括：21-三体综合征、18-三体综合征、特纳综合征等。如按功能缺陷划分则有脑功能缺陷、脑性瘫痪（智力障碍）、代谢功能缺陷、苯丙酮尿症及甲状腺功能低下等病。

我国目前开展了围产期前的筛查（如采用超声诊断），目的就是将残疾儿在进入围产期前淘汰，存优去劣。1995年6月1日施行的《母婴保健法》中规定，活产婴均应进行疾病筛查，目的是将残疾儿数降到最低水平。

畸形儿的发生也与地区气候及饮食习惯有很大关系。我国南方各省市较为多见的畸形以多指（趾）、唇腭裂、先天性心脏病为主。而东北地区则以无脑儿、脊柱裂、脑脊膜膨出、脑积水为主。如果当地流行风疹病毒，常有风疹综合征发生。患儿亦可出现先天性白内障、耳聋、先天性心脏病等。如在怀孕第一个月时感染风疹病毒，胚胎致畸率为30%～50%；在第二个月感染风疹病毒，胚胎致畸率约为20%；怀孕第三个月感染风疹病毒，胚胎致畸率约为10%。所以在妊娠早期预防病毒感染具有重要意义。

妊娠早期缺乏叶酸和各种维生素也可使胚胎发生神经管畸形，形成无脑儿、脊柱裂等。因此，备孕前3个月及备孕怀孕期间均应服用叶酸。重要的是饮食应当多样化，适当多吃些新鲜蔬菜和水果。另外，许多药物也有致畸作用，例如，有一种药叫反应停，19世纪60年代前后德国泛用此药治疗妊娠呕吐，结果出现了一种罕见的先天畸形儿——无肢或短肢畸形。经研究发现这种畸形的发生与反应停的作用有明显关系。禁止使用该药后，畸形率明显下降。反应停的致畸作用是下了结论的，但有许多药物是否与畸形有关的结论尚未肯定，因此在怀孕早期应尽量少吃药。如果病情需要，确实需服用药物时，应在医生的指导下服用，剂量勿过大，持续时间亦勿过长。某些抗癌、抗叶酸的化疗药物应忌用。母亲患甲状腺功能亢进，服药期间勿怀孕，最好在停用甲状腺亢进药物半年后再受孕，这样会有效地防止畸形儿的发生。

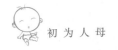

在母亲患有各种急性疾病或传染病时，最好不要受孕，待身体康复后停药3～6个月后再考虑受孕也是避免畸形儿的一种办法。

 唇腭裂

唇腭裂是新生儿畸形发生率较高的一种，常常危及生命和容颜，故特意提出加以阐述。

唇腭裂是颌面部的一种先天畸形。唇裂俗称"兔唇"或"三瓣嘴"，是唇部裂开的畸形。腭裂是腭部裂开的畸形，俗称"狼咽"。唇腭裂可同时存在，也可单独发生。有这种疾病的孩子不仅影响容貌美观，还严重危害发育，造成儿童身心上的损害。

唇腭裂的发生与危害

唇腭裂的发生，多与某种因素有关，如遗传、营养、疾病、药物、放射物质、外伤及精神创伤等，干扰了唇及腭的分化形成过程，往往是在胚胎7周或10周左右受到障碍而产生唇或腭裂畸形。据统计，分娩唇腭裂畸形儿的产妇，40%有营养不良，60%贫血，而20%左右的唇腭裂患儿有家族史。在妊娠前3个月内患病毒感染，如风疹、流感等可出现畸形儿，孕妇随便用药物，尤以化学制剂，如抗癌药物及激素药物可引起胎儿畸形。孕早期放射线的照射对胎儿的发育亦有很大的影响。另外，精神紧张及心理刺激也是畸形儿发生的诱因。唇腭裂一旦发生，可产生如下影响：

1.影响美观

即使轻度的仅一侧唇部不完全裂开，也破坏了正常唇部对称的完美外观，损害了面部整体形象。

2.危害功能

患唇腭裂的婴儿哺乳时，吸吮困难，尤其伴有全腭裂者，自动吸吮会引起呛奶，只能用滴管滴入患儿口中或用小勺喂养。又由于唇腭裂患儿因鼻咽相通，当呼吸时气流不能正常通过发音器官，发音时出现"鼻音"很重的声调，讲话时吐字不清，出现发音与语言的障碍。

3.影响发育

因唇或牙槽骨以及腭部的缺陷，不但唇的功能不能正常发挥，还使牙弓缩短，造成牙齿数目不足或重叠拥挤，影响咀嚼，使颌面部发育过程中缺乏生理性刺激，而出现发育异常。又可因咀嚼不利影响营养摄入，造成身体发育异常及障碍。

4.损害健康

由于唇腭部畸形，易发生呼吸道和消化道疾病，不易保持口腔卫生，易患龋齿或牙周疾病。

5.伤害孩子的心理健康

较大一点儿的孩子，对此畸形产生的缺陷，会有较大的思想负担，性格孤僻，怕见生人，自卑感强，甚至对家长也造成巨大的精神压力。所以，应对畸形儿早做修补手术，术后进行功能训练，以消除孩子及家长因畸形所产生的心理与精神上的创伤与负担。

总之，要避免发生胎儿的畸形，妊娠早期即怀孕3个月内，要注意身体的健康，摄取合理的膳食，避免接触病毒及有害物质，同时心情舒畅，做好孕期保健及产前检查。

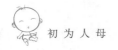

唇腭裂的治疗

唇腭裂的治疗并非一两次手术就可完成的，应随着患儿的生长发育各个阶段所出现的问题，由多学科的专家合作加以解决。治疗过程大致包括：

- 唇裂修复术：3～6月龄时。
- 腭裂修复术和耳鼻喉科治疗：1～2岁时。
- 腭咽形成术和语音治疗：5～6岁时。
- 牙槽突裂修复术：9～11岁时。
- 鼻唇畸形治疗：13～15岁时。
- 颌骨发育畸形治疗：18岁以后。
- 心理治疗：伴随心理发育而定。

并非每个患儿都要做以上全部治疗，要视具体病情而定。

 遗传

各种生物都能通过生殖产生子代。子代和亲代之间不论在形态结构和生理功能的特点上都相似，这种现象称为遗传。但是亲代和子代之间，子代各个体之间亦会有不完全相同的地方，总会有所差异，这种现象称为变异。

遗传与染色体

遗传的物质基础是什么呢？它是细胞核中的一种叫作染色体的物质。这种物质中又含有许多被称为基因的遗传因子。各种生物都具有一定数目的形态稳定的染色体，例如家兔细胞的染色体是44条，而玉米细胞是20条。人类的体细胞的染色体为46条（23对），其中22对（44条）男女一样，称为常染色体，还有一对（2条）是决定性别的，称为性染色体，女性为XX，男性为XY。X染色体较大，比Y染色体大5倍。基因是实现遗传功能的基本单位，是能制约和决定人体性状的遗传物质。两条相同的染色体称为同源染色体，基因呈直线排列在染色体上，这种成双成对的基因叫等位基因。生物的体细胞在进行有丝分裂而繁殖时，每条染色体都正确无误地复制了自己，形成两条染色体，以后分裂开来平均分配到新形成的两个细胞中，所以子细胞和母细胞的染色体数及基因的数目都是一致的。在形成配子（精子和卵子）时，要进行减数分裂，使成对的染色体减去一半，原来的23对形成23条，这种染色体叫单倍体。当精子和卵子结合时又重新形成双倍体，即23对染色体，这样就使每一种生物细胞的染色体能够在世代相传中保持稳定的数目，从而维持其遗传性。

人类染色体上排列的基因有数万个，这些基因也叫遗传信息，控制着人类的生长、形态、肤色、智力及各器官的功能等。人与人之间的基因也不完全一样，这样就构成了形形色色的人群。奇妙的染色体使亲代的性状准确地传给了下一代，使父母欣喜地看到了子女身上再现自己逝去的青春痕迹。

什么是染色体病

因染色体变异造成的疾病，称之为染色体病。染色体上某一基因有了突变形成的疾病，称为单基因病；染色体上有好几个基因发生了改变而形成的病，叫多基因病。无论是染色体病、单基因病或多基因病，都是遗传

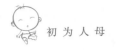

物质的变化，因而都能随着精子和卵子传给下一代，成为遗传性疾病。

什么是常染色体遗传性疾病

染色体的数量和结构都严格遵守一定的规律。如果发生了变化，就会影响遗传信息的量和位置，也就会在形成人体的外形和功能上发生变异而出现相应的染色体疾病，常使个体出现严重的形体畸形和智力障碍，变化严重者在受精卵早期即可导致胚胎死亡流产。侥幸存活者，多有严重的智力障碍而生活不能自理，将给家庭和社会增加很大的负担。

有位母亲35岁，因各种因素婚后多年未育，年龄大了，奶奶又急着抱孙子，这时自己也想要个孩子了。怀孕后她认真、定期地做过多次产前检查，母子均未见异常，全家人都盼望着宝宝的到来。"十月怀胎，一朝分娩"，当孩子呱呱坠地后，全家人激动万分。产妇分娩一个男孩，体重3200克。当医生检查孩子时发现：孩子双眼距宽，眼裂小，双眼外侧上斜，内眦赘皮，鼻梁低平，耳位低（正常人耳朵的上缘正好在眉梢连过来的水平线上）；双手指较正常孩子短，小指内弯，且关节为两节，双手掌纹为通贯纹；双足大拇趾与第二趾间距大，似穿草鞋脚，肌肉张力低；颈软，头不能竖立；听诊时发现心脏有明显的杂音，对外界反应迟钝。医生断定孩子是染色体畸形儿。盼子心切的家长难以接受这一现实，认为产前定期做了检查，均未见异常，怎么会有毛病呢？医生再次认真地给家长讲解这是染色体病，如产前检查时未取羊水或血做染色体的检查就发现不了。正常人应为46条染色体，多一条或少一条均会出现异常，孩子可能是患了21-三体病，医学上叫唐氏综合征，又称"先天愚型"。

人的23对染色体，每对中的一条来自父亲的精子，另一条来自母亲的卵子，精卵结合的受精卵就形成第二代23对。不论是父亲还是母亲的染色体在进行"减数分裂"形成单倍体时，也就是形成配子时，应只是23条染色体，多一条或少一条遗传到下一代均会产生畸形。上述例子中的孩子就是在第21号染色体上多了一条染色体的受害者，他的染色体总数目不是46条，而是47条。

还有一种程度较21-三体病儿更为严重的染色体疾病。其在第18号染色体上多了一条染色体，表现除智力障碍外，常伴有先天性心脏病和其他内脏畸形。此种胎儿容易死在子宫内或者在生产过程中死亡。侥幸存活者，其面容除具有眼距宽、耳位低的特点外，还有前额高、下颌短、手掌呈握状、有通贯纹、中指贴着掌心、食指及无名指压着中指，这是18-三体病的一个特征，这种病儿多数不能存活。

13-三体病也是一种染色体疾病，常在胚胎或胎儿期死亡，因此在新生儿中较为少见。这种病儿常有单眼，小眼球或无眼球，唇腭裂，脑、心脏及其他内脏畸形。其染色体总数为47条，多了一条13号染色体。

以上都是由于常染色体数目多了一条而出现的疾病。

什么是性染色体遗传性疾病

也许你曾在街上看到过这样的女性，她的个子很矮，身高最多在1.4米，面容似幼女，脖子很短，两边有一条很宽的皮连在肩上，像蹼一样，称之为颈蹼，后脑勺的发际很低，胸部因前后径宽似桶状；乳房不发育，乳头间距离较正常人宽；立正姿势时两臂的肘关节向外翻，小手指短，只有两节。有这样外表的人常有先心病，卵巢发育不良不排卵，青春期后第二性征不发育，没有腋毛、阴毛，外阴仍像幼女，没有

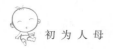

月经，也没有卵子。这就是先天性性腺不发育的典型病人。这种病也叫"特纳综合征"。这种染色体疾病是由于先天性卵巢发育不全。绝大多数有这类异常的胎儿会发生自然流产，存活率只有万分之一。

性染色体多一条也是不正常的。例如，核型为47，XXX或47，XXY。这种人常常不典型。47，XXY者，外生殖器是男性，但睾丸很小，没有精子形成。皮肤白嫩如女性，没有胡须，个子瘦高，乳房发育，两上肢稍长，智力稍差，并可有性格行为的变化。47，XXX，也叫3X综合征，是一种多X染色体状态，比正常女性多了一条X染色体。这种病人的外貌为女性，常有眼距宽，内眦赘皮；多数性腺正常，月经与性发育正常，可受孕；多伴有智力障碍。

以上列举的几种染色体疾病，都是较为典型并在人群中较多见的。至于其他的染色体病，因其种类繁多，在能成活的出生儿中也极少见到，这里不再赘述。

生男生女的秘密

随着二胎政策的放开，许多夫妻都有一个愿望：想要男就生男，想要女就生女。但在那些边远的山区农村，由于文化水平的落后，重男轻女的偏见，仍把生男生女的责任全归到母亲身上。母亲会因不生男孩而受到歧视，或由于生女而多生。由于缺乏孕期保健意识，她们不做产期检查，致使本来就患有严重疾病的母亲，在孕期得不到应有的检查，让母婴的生命受到威胁。

前边我们已提到正常人的体细胞有23对染色体，其中22对是常染色体，1对是性染色体，性别就是由这一对性染色体决定的。

每个卵细胞有两条X染色体，在减数分裂即形成配子时，则丢掉一条X染色体，剩下一条X染色体。而每个精子细胞有一条X染色体和一条Y染色体，在减数分裂时则丢掉一条X染色体或一条Y染色体，形成配子时即含有一条X染色体或一条Y染色体。当含有X染色体的配子与卵细胞结合时，形成两条X染色体，生出来即为女孩。而含有Y染色体的配子与卵子结合形成XY染色体，生出来即为男孩。

另外，生男生女也与以下因素有关：

1.遗传因素与受孕年龄

我们可能注意到，国内外常有几代人都生男孩或都生女孩的现象发生。例如，英国有一户居民，十代共生35个孩子，其中33个是男孩，只有2个女孩。而法国有户居民三代人生了72个孩子全是女孩。所以，生物学家认为生男生女与遗传也有关系。

据统计，孕妇的年龄每增加5岁，生女孩的概率增加0.5%，丈夫年龄过大，则生男孩的机会减少，丈夫年龄在25～29岁生男孩比生女孩多，小于25岁或大于29岁生女孩比生男孩多。

2.怀孕和季节

生男生女也受性生活的影响，如减少性生活次数，提高精液浓度和性接触的敏感性，受孕时间选择在排卵期，性交时充分提高女方性欲，男方在女方达到性高潮后射精，易得男孩。因女方性高潮分泌物多，提高了碱性，反之，则可增加生女孩的机会。

春秋季受孕较易生男孩，夏冬季受孕易生女孩。

3.营养与环境

妇女营养不良时受孕生男孩的机会多，如在战争、灾害、饥荒时多

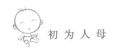

生男孩。发达国家，因妇女营养情况较好，生女孩的机会较多。

另外，要说明的是，虽然生男生女受营养的影响，但不提倡以营养控制性别，因为营养不良的妇女容易导致胎儿营养不良或发生先天性缺陷，造成胎儿流产或畸形。

受酸碱环境影响是精子耐碱不耐酸。碱性环境中Y精子活力较强，活动快，易和卵子结合；X精子在酸性环境中则较活跃，容易受精。比如，运动员生女孩的多，科学家们认为，这可能与剧烈运动，血中肌酸酐等酸性物质增加，不利于Y精子活动有关。

总之，生男生女的秘密是由X、Y染色体决定的。

4.最佳受孕时间和年龄

每对夫妻都希望自己有一个活泼可爱的孩子。要想宝宝健康，受孕时间也很重要。受孕的最佳时间应是七八月份，这时一些常见的呼吸道病毒，如风疹、单纯疱疹、弓形虫等病毒比春天少得多，可以减少受孕早期感染病毒而致使胎儿畸形。经过早孕反应后，正值秋凉，孕妇这时开始食欲增加，睡眠也好，加上秋天水果、蔬菜新鲜可口，孕妇食物的较好摄入对自身的营养和胎儿的发育都十分有利。经过十月怀胎，孩子在来年的四五月份出生，正值春末夏初，风和日暖，气候适宜，对宝宝的护理较为有利，也有利于产妇身体的恢复。这时有良好的光照条件，有利于婴儿的生长发育和骨骼的钙化。婴儿满月后可到户外活动，不易发生佝偻病。经过一个夏天，母婴的抵抗力已加强，严冬来临之时，宝宝已渐渐长大，可避免冬春季的各种传染病。

最佳的生育年龄，女性最好在24～29岁，最好不晚于35岁，过晚会影响母婴健康。

为什么要进行疾病筛查

前面几节中，我们介绍了一些遗传病的相关基础知识。有很多遗传性代谢性疾病在孩子出生时可表现正常，随着年龄的增加，智力会越来越差，最后成为一个呆傻儿。为杜绝这一沉痛教训的发生，我国于1995年6月1日颁布了《母婴保健法》，其中第三章"婴儿保健"第24条提及："新生儿疾病筛查"就是筛查苯丙酮尿症及甲状腺功能低下的。因为这两种病是目前可以治疗的疾病。在3个月之内服药，可减轻对孩子智力的影响。但因孩子多在两个月内表现为正常，所以就要在出生后即进行采血检测，阳性者服药治疗，这样才能保证孩子的健康。为了确保筛查的准确，产院一般在产后72小时采血，这样才能保证宝宝有最少6次以上哺乳，故每位母亲均应支持和配合这项任务的完成。况且这种检测对宝宝的损害很小，只需在宝宝的足跟处扎一针，取2滴血在滤纸上，让其自然风干后送去化验就完成了。

1.什么叫苯丙酮尿症

苯丙酮尿症是常染色体隐性遗传性疾病。它是由于患儿体内缺少一种叫苯丙氨酸羟化酶的物质，造成患儿氨基酸代谢异常，苯丙氨酸在体内逐渐蓄积，引起的一种全身性疾病。患苯丙酮尿症的新生儿出生时可正常，生后三四个月开始发病，智力逐渐落后，早期可有呕吐、易激惹、头发渐渐变黄、湿疹、肌张力增高、手足徐动及肌阵挛运动增加等症状，有时甚至反复惊厥，汗液及尿液有特殊的霉臭味。这是由于汗及尿中有苯乙酸之故。化验检查可发现患儿血清中的苯丙氨酸含量升高，尿液三氯化铁试验阳性。

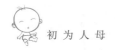

这种患儿要严格地限制奶类、瘦肉、蛋类及豆制品类食物的摄入。因为这些食品含有很高的苯丙氨酸，食用后会大大地加重病情。患儿可多吃一些肥肉、果糖、蔬菜、水果及特制的含苯丙氨酸低的水解蛋白粉等，以保证孩子生长发育所需的营养摄入。

患儿的饮食疗法要持续到4～8岁，苯丙氨酸及代谢物质对脑损伤的危险期才能度过。另外，本病还可辅以5－羟色胺等药物治疗，亦能收到满意效果。不论是药物治疗还是饮食治疗，都必须尽早。若能在症状出现前，即出生两三个月内就开始饮食控制，可以使智能发育接近正常；出生6个月后开始治疗者，大部分病例仍会出现智能低下；四五岁以后开始治疗者，存在严重智能低下，很难好转，但可防止脑损伤的发展，并能减少癫痫发作和行为异常。

如上所述，本病是常染色体隐性遗传病，是由于体内缺乏苯丙氨酸羟化酶，体内苯丙氨酸不能转变成酪氨酸，结果苯丙氨酸及其代谢产物蓄积体内而产生的一系列功能异常。患儿的双亲都是基因携带者，他们可以不发病。但患儿从父母处各遗传一个有病的基因，当两个有病基因组合在一起后，医学上称之为纯合子，即会发病。而患儿父母每人携带一个有病基因，他们为杂合子，他们表现为正常人，而不发病。杂合子的频率在群体中统计为1/100～1/70，近亲结婚的子代患病率比一般人群高。所以，我国《婚姻法》中规定，不能近亲婚配。

2.什么是先天性甲状腺功能低下

先天性甲状腺功能低下，也叫先天性甲状腺功能减低症，又称为"散发性克汀病"或"呆小病"。它是由于先天因素使甲状腺素分泌减少引起的正常发育减慢，智力迟钝的疾病。其发病率为1/7000～1/4000，其中90%为甲状腺发育不全，10%为先天酶缺陷。

患甲状腺功能低下症的孩子出生时身长正常，体重常较重。60%～70%的患儿存在着成熟障碍的早期体征：前、后囟大和颅缝增宽，表现呆滞、嗜睡、活动少、动作慢、反应迟钝、少哭、哭声嘶哑而且发直、喂奶困难、吸吮缓慢无力、腹胀、便秘、脐疝、黄疸持续时间长、舌宽厚且常伸出口外、心脏扩大、心率缓慢等。由于周围组织灌注不良，可四肢发凉、苍白、常有花纹、体温较低，甚至体温不升。但是由于母乳中含有甲状腺素，新生儿期吃母乳可掩盖这些症状，使症状不典型或发病时间推迟，家长会认为孩子乖，不爱哭闹，却不知在不哭不闹中出了毛病。

本病的病因共有三点：

● 甲状腺组织未发育、发育不良或异位。

● 母体孕期摄入致甲状腺肿药物。

● 甲状腺激素合成及功能障碍。

治疗采用甲状腺素片，在3个月内开始服用者，90%智力可达正常。由于胎儿在孕后半期及生后半年正值脑细胞发育阶段，这时发病者影响智力较重，应争取早诊断、早治疗。新生儿出生后血片筛查的目的是早诊断，争取在3个月内对患儿开始治疗，智商可达89±14。治疗开始得越晚，智力障碍越严重。本病需终生服药治疗，方可使孩子智力达到正常，否则会前功尽弃。

另外，还需经常训练患儿，加强辅导，使其智力不断进步。还应多吃些高热量、高蛋白质及富含维生素、矿物质的食物，多方面地加强患儿的营养，力争达到正常水平。

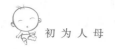

![第五章 预防接种](第五章　预防接种)

第五章　预防接种

094

 为什么要进行预防接种

　　早在18世纪，成千上万的人被天花夺去了生命。幸存者脸上、身上留下了终生的疤痕，即俗称的"麻子"。后来一个乡村医生发现：一个人患了天花，他幸存下来后就对天花产生了免疫力。基于这种观察，就产生了接种理论。接种是通过将病菌置于人们的皮肤下而有意地使人得病的一种方法。经过接种，这个人获得了对这种疾病的免疫力，他从此就不再得此种病了。用人工的方法将生物制品接种到人体，使人体产生对相应传染病的抵抗力，以达到预防传染病的目的。预防接种的主要作用是提高人群的免疫力，降低发病率，减少死亡，从而达到预防和控制传染病的发生或流行、提高人口素质的目的。

　　新生儿是稚嫩的，从出生即应开始进行有计划、有目的的预防接种，目的是让其获得免疫力，增强抵抗相应疾病的能力，使其不得病或少得病。

什么叫计划免疫，它包括哪些内容

计划免疫指的是采用卡介苗、乙肝疫苗、脊髓灰质炎疫苗（小儿麻痹症）、百白破疫苗（百日咳、白喉、破伤风）、麻疹疫苗等生物制品，经过科学规划，对所有的婴幼儿严格施行的基础免疫，即全程、足量的初种及其随后适时的"加强"免疫（复种），确保儿童获得可靠的免疫，从而达到预防或控制上述传染病发生的目的。因此，当宝宝回到家后，家长在高兴之余千万不要忘记到附近的防疫保健部门去登记，并将接生医院发的卡介苗及乙肝疫苗卡片注册，建立预防接种档案，以便按时接种各种疫苗。如果因早产或疾病，体重低，未在产院接种的宝宝，一定要在适当的时候给宝宝补种。卡介苗及乙肝疫苗的补种最好不超过2个月。因超过2个月后感染的机会增多，而且接种卡介苗后也要2个月左右才能在体内形成抗体，达到预防结核的作用。

表4　计划内和扩大国家免疫规划疫苗免疫程序

疫苗	接种对象月（年）龄	接种剂量/剂次	备注
乙肝疫苗	0、1、6月龄	酵母苗5μg/0.5mL CHO苗10μg/1mL 20μg/1mL	出生后24小时内接种第一剂次，第一、第二剂次间隔≥28天
卡介苗	出生时	0.1mL	
脊髓灰质炎疫苗	2、3、4月龄，4周岁		第一、第二剂次，第二、第三剂次间隔均≥28天
13价肺炎球菌结合疫苗	2、4、6月龄，2~15月龄	0.5mL	第一、第二剂次，第二、第三剂次均间隔8周

960

疫苗	接种对象月（年）龄	接种剂量/剂次	备注
百白破疫苗	3、4、5月龄，8～24月龄	0.5mL	第一、第二剂次，第二、第三剂次间隔均≥28天
b型流感嗜血杆菌结合疫苗（Hib）	2、3、4月龄或2、4、6月龄，18月龄	0.5mL	第一、第二剂次，第二、第三剂次间隔均≥28天
肠道病毒71型灭活疫苗	6～12月龄	0.5mL	第一、第二剂次间隔1个月
轮状病毒疫苗	2月龄～3岁	3mL	需要与其他活疫苗或免疫球蛋白间隔2周以上接种
五联疫苗	2、3、4月龄，或3、4、5月龄，18月龄	0.5mL	基础免疫前3剂次必须间隔28天以上，针头不得刺穿血管或皮内注射
流感疫苗	6～35月龄儿童接种1剂，没有接种过的接种2剂	0.25mL或0.5mL	
麻腮风疫苗	8月龄，18月龄	0.5mL	
乙脑减毒活疫苗	8月龄，2周岁	0.5mL	
A群脑膜炎球菌多糖疫苗	6～18月龄	30μg/0.5mL	第一、第二剂次间隔3个月
A+C群脑膜炎球菌多糖疫苗	3周岁，6周岁	100μg/0.5mL	2剂次间隔≥3年；第一剂次与A群流脑疫苗第二剂次间隔≥12个月

疫苗	接种对象月（年）龄	接种剂量/剂次	备注
甲肝减毒活疫苗	18月龄	1mL	
甲肝灭活疫苗	≥18月龄儿童接种1剂，24～30月龄加强免疫1剂	0.5mL	2剂次间隔≥6个月
水痘疫苗	1岁半，4岁	0.5mL	

说明：1.乙肝疫苗用于新生儿母婴阻断的剂量为20μg/mL。

2.未收入的疫苗，其接种部位、途径和剂量参见疫苗使用说明书。

 什么情况下忌打预防针

为了保证打预防针后产生足够的抗体，而又不至于产生病上加病等不良后果，故应该选择孩子健康状态良好时打预防针。一般有下列情况者应禁忌预防注射：

● 发热、感冒、腹泻者。

● 接触急性传染病而未超过检疫期者。

● 急性传染病（包括恢复期）的患者。

● 患有严重慢性疾病如结核、心脏病、肝肾疾病、化脓性皮肤病者。

● 有过敏史的孩子，对某种药物过敏或有哮喘等。

● 有癫痫或惊厥史的孩子。

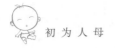
- 1个月内注射过丙种球蛋白者。

- 正接受激素等免疫抑制剂治疗的病人应推迟预防接种时间。

切忌在孩子健康状况不好时而盲目地进行预防接种。

忌轻视打预防针的反应

预防针对孩子来说是一种外来刺激。活菌苗、活疫苗的接种实际上是让孩子得一次轻病；死菌苗、死疫苗是异物刺激。因此，孩子在接种后，一般都会引起不同程度的反应，多发生于接种的当天或第2天。常见接种后的局部反应是红、肿、热、痛，局部淋巴结也可能肿痛。全身反应可有发热、头痛、恶心、呕吐、腹痛、腹泻等。以上反应通常经过1～2天就会消失，不致产生严重后果。发热如超过38.5℃，可服退热药；但若发热两天以上仍不下降，或接种局部肿痛严重，范围较大，应带孩子去医院检查。

还有一种很少见的全身反应即晕厥，多发生于空腹、精神紧张状态下进行注射者，所以注射前不要空腹，并消除紧张心理。一旦发生晕厥，立即让孩子平卧，保持安静，可喝糖水，一般短时间内即可恢复。为安全起见，预防接种应在医护人员监护下进行，不要在家中自行接种。

新生儿期的免疫接种

卡介苗

卡介苗是一种减毒的结核杆菌活菌体，是预防结核病的，而且在接种后的2～3周局部出现红肿、化脓、溃疡，8～12周结痂，当痂脱落后留有一个终生的小疤痕。在反应明显的时候，极少数孩子在接种后4～12周出现同侧腋下淋巴结轻微肿大，这些都是正常反应。如局部脓肿和溃疡直径超过10毫米及长期不愈（超过12周），应及时到医院就诊。产院要求在出生后24小时内为新生儿接种卡介苗，卡介苗是儿童计划免疫中的基础免疫之一。接种卡介苗对于预防儿童结核病，特别是预防结核性脑膜炎、急性血行播散型结核等重症结核具有明显效果。但是接种后左上臂没有卡痕的占7%，也并不代表没有接种成功。因病或早产等因素，未接种者要求在3月龄后，先做结核菌素试验，阴性者给予补种。到孩子7岁和12岁时，可根据当地结核病流行情况复种。出生医院发的"花卡片"即是卡介苗接种卡。

宝宝刚刚生下来就要接种卡介苗来预防结核病的感染。但是要提醒大家的是，虽然宝宝接种了卡介苗，但在卡介苗未阳转之时，即没产生抵抗力之前，不能与结核病人接触，因为这时宝宝仍是一个易感者。一般要在2个月左右阳转，宝宝才能产生相应的抵抗力。

另外，体重在2500克以下、早产、病态的新生儿或接种了免疫球蛋白，一般产院不予接种卡介苗，待其疾病痊愈或体重达到2500克以上，距接种免疫球蛋白3个月以上时，才能补种。如你的宝宝存在上述情况

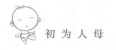

时，勿忘补种卡介苗。

乙肝疫苗与乙型肝炎

对于乙型肝炎，许多人只知其然不知其所以然。按医学上的解释，乙型肝炎是由乙型肝炎病毒引起的。这种病毒是嗜肝脱氧核糖核酸病毒科家族中的一个成员，病毒颗粒由外膜和内核两部分组成。外膜称作乙型肝炎表面抗原（HBsAg），最早又被称为"澳大利亚抗原"，所以大多数人称之为澳抗。内核表面有核心抗原（HBcAg）和e抗原（HBeAg），内核中心含有病毒基因（DNA）和DNA多聚酶。乙型肝炎表面抗原、核心抗原和e抗原在人体内可引起免疫反应，产生相应的抗体，即HBsHb，HBcHb，HBeHb。以上几种抗原和抗体除核心抗原外，都可以用于乙型肝炎病毒感染的诊断指标。

乙肝病毒是通过破损的皮肤、黏膜、未经严格消毒而反复使用的医疗器械（注射器、针灸针）等传播的。另外，性生活的接触，皮肤湿疹，共用牙具、碗筷、水杯等，均会造成乙肝病毒的传播。

如果母亲的乙肝表面抗原和e抗原阳性，在不用乙肝疫苗预防的情况下，分娩过程将有80%的婴儿受到传染，并成为乙肝表面抗原的携带者。如孕妇为乙肝表面抗原阳性，而乙肝e抗原阴性，也有10%的婴儿受到感染。

为了降低儿童的感染率，孕妇在产前查肝功5项是十分有必要的。

1.乙肝表面抗原检查

它是乙肝五项中最常检查的项目。阳性就表明感染了乙肝病毒。乙肝患者化验为乙肝表面抗原阳性，谷丙转氨酶增高或其他肝功能不正常；单项乙肝表面抗原阳性，肝功能正常，而且被检查者没有特殊不舒服及无肝脏肿大等，则为无症状乙肝表面抗原携带者。

2.乙肝表面抗体检查

乙肝表面抗原可使人体产生相应的抗体，一般人在乙肝表面抗体出现后乙肝表面抗原就消失。乙肝表面抗体阳性一般都表明人体已经得到保护，对乙肝病毒有了抵抗力。我们进行乙肝疫苗注射就是为了使人体产生乙肝表面抗体，得到对乙肝病毒的免疫力。

3.乙肝e抗原检查

乙肝五项中的e抗原只存在于乙肝表面抗原阳性的血液中，也就是说乙肝表面抗原阴性的人是不应有e抗原阳性的。e抗原阳性表示乙肝病毒在人体内有复制（繁殖），说明有传染力。要了解乙肝表面抗原阳性的人有没有传染性，比较常用而且又可靠的检测方法就是查e抗原、e抗体及乙肝DNA的滴定度。

4.乙肝e抗体

乙肝表面抗原阳性的人如果e抗体阳性，表明乙肝病毒在体内处于抑制状态。e抗体阳性不表示对乙肝病毒有抵抗力，但可认为传染性很低。

5.乙肝核心抗体检查

乙肝核心抗原是乙肝病毒的核心部分，是传染性的标志。但因为其只存在于肝细胞核中，血液中没有游离存在核心抗原，所以不能用一般的化验技术在血液中检出。核心抗原虽然在血液中查不出来，但它能刺激身体的免疫系统产生出特异性抗体，即核心抗体。故检测核心抗体，可以了解人体是否有过核心抗原的刺激，也就是说是否有过乙肝病毒的

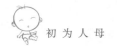

感染。所以，核心抗体是一项病毒感染的标志。

在乙肝病毒感染过程中，于急性期即可测到很高的核心抗体，在急性期过后，核心抗体水平仍保持一定高度，并持续若干年。处于慢性感染状态的携带者或病人，核心抗体也常保持高水平。另外，表面抗原呈阴性的病人还可查出核心抗体阳性。因此，单项核心抗体阳性难以确定病人是近期感染，还是以前有过感染。若单项核心抗体阳性，表明曾感染过乙肝病毒，或处于急性感染恢复期。

如果产妇乙肝表面抗原、乙肝核心抗体、乙肝e抗原检查为阳性（这就是平时说的"大三阳"），乙肝病毒即可通过胎盘垂直传染给胎儿。其乙肝DNA滴定度越高，传播的可能性越大。如果产妇乙肝表面抗原、乙肝核心抗体、乙肝e抗体阳性（这就是平时说的"小三阳"），不论是"大三阳"还是"小三阳"，分娩后要立即给新生儿注射重组乙型肝炎疫苗10微克。

为了最大限度地阻断乙肝的垂直传播，近年来采取在肌注第一针乙肝疫苗的同时，在不同部位再肌注一针乙型肝炎人血免疫球蛋白100国际单位，可起到很好的保护作用。在1月龄和6月龄还要和其他宝宝一样接种第二针和第三针乙肝疫苗。但是接种过乙肝免疫球蛋白的宝宝，卡介苗就要推迟三个月方可接种。接种部位在右上臂三角肌处，卡介苗接种部位在左上臂三角肌处。实践已证实能得到很好的免疫应答效应。如果是早产的孩子，不管出生体重为多少，只要有生命体征即可接种乙肝疫苗和人血免疫球蛋白。

脊髓灰质炎疫苗（小儿麻痹症疫苗）

脊髓灰质炎是由一种微小的病毒所引起的小儿伤残性疾病。这种病毒属肠道病毒，主要是通过饮食污染后传染。病毒长期存在于病儿及带病毒而不发病者的粪便中，这种粪便污染水源及食物后，即可发生传染病的流行。这种传染为间接传染。也可通过被带有病毒粪便污染的手传入口或由病人的上呼吸道飞沫传染，这种传染为直接传染。

脊髓灰质炎较高的死亡率和致残率给家庭和社会造成很大的负担。近年来由于国家的重视，疫苗的优化接种，发病率明显减少。

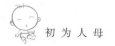

 产伤

头皮血肿

有些刚刚出生的宝宝，头顶上会有个包，这个包是什么？又是怎么形成的呢？

一种情况是在胎儿出生过程中，胎头受子宫口过度挤压而发生水肿，形成一个包顶在头上。这个包被称为"先锋头"或"产瘤"，属于正常现象。两三天内可逐渐吸收，不需任何处理。

另一种情况是胎头在产道中受到过度的挤压后头颅明显变形，骨与骨膜间发生迁移，造成血管破裂，骨膜下出血，形成血肿。这个血肿可大可小，与受挤压的程度及损伤血管粗细有关。一般在生后两三天，当头皮水肿吸收后血肿可逐渐增大，三四天后停止增大，触之有波动感。头皮血肿除个别新生儿可加重黄疸及贫血外，一般无特殊症状，局部也无疼痛。血肿吸收较慢，需一两个月才能逐渐吸收机化（从边缘变硬，然后逐渐全部变硬）。在开始吸收机化时，血肿边缘高起，中间凹下，像个碟子，这不是头颅缺损，而是血肿机化的表现，不需求医，不必做任何处理。近年来也有些医院为防止黄疸加重，给予穿刺抽血，但要避免感染。

表5　头皮血肿与水肿的鉴别

项目	头皮血肿	头皮水肿
可能出现的原因	手术助产或急产	产程过长
部位	顶骨骨膜下	先露部皮下组织
范围	不越过骨膜边界，界线清晰	与骨膜无关，边界不清
出现时间	产后两三天最大	出生时即存在
消失时间	3周或更长时间	产后两三天
局部特点	囊性感，有弹性或坚硬	凹陷性水肿，柔软无弹性

胸锁乳突肌血肿

有少数新生儿（特别是臀位产儿）在出生时未见异常，出生后10～20天家长会发现在婴儿颈部一侧肌肉（胸锁乳突肌）的中下部有一个直径2厘米～3厘米大小的包块，呈圆形或椭圆形，质地硬，可移动，外观不红，抚之不热，触之不痛。这可能是在分娩过程中颈部过度向一侧牵拉，造成胸锁乳突肌损伤而形成血肿；但也有因胎儿在宫内胎位不正，受到压力而颈部结构改变所致；还有人认为是胸锁乳突肌的先天缺陷，患儿大多有家族史。具体病因目前还不很明确，这种孩子的头向有肿块的一侧倾斜，而下颌及面部则转向无肿块的一侧，孩子成了歪脖子，也就是斜颈。本病为先天性较大，故在新生儿期就应给予治疗。治疗方法

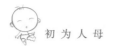

简便易行，现介绍给大家，如遇此症不妨一试。

方法一：用纱布袋或枕头使小儿头颈保持正位。让光源来自有肿物的一侧，小儿头部常转向光亮处，对防止病侧肌肉萎缩有一定的帮助。

方法二：在胸锁乳突肌包块处做按摩推拿治疗，从轻到重，圆周推拿，每天上、下午各一次，每次按摩250～300次。

方法三：固定小儿的两侧肩部，然后给头部做被动运动，下颌向病侧旋转，头向正常的一侧转，每天牵拉四五次，每次5～10分钟。

经上述处理，多数孩子可痊愈，若患儿半岁仍未痊愈，就要及早考虑外科手术治疗，以免引起头面部发育不对称，造成终生遗憾。

骨折

新生儿因产伤骨折并不少见，主要原因是产妇在分娩的过程中用力不当或助产人员动作粗暴及技术不够熟练。也有在分娩过程中，胎儿迅速下降，前肩胛部挤向产妇骨盆耻骨联合处，使锁骨极度弯曲而发生的自然骨折。锁骨骨折的部位一般在生理弯曲较细的地方，多以一侧为主。

新生儿骨折后常有明显的移位和成角畸形，但是远期观察，肢体功能往往可以自行恢复。其特点是骨痂出现得早，愈合得快，塑形功能强，愈合一般均较好。最常见的骨折部位就是锁骨骨折，但很少见因锁骨骨折引起的肢体活动障碍及肩部畸形。

这里为大家介绍一个案例。一位产妇第一胎足月分娩一女婴，体重4000克，孩子出生后不停地哭闹，将孩子抱起来哭闹更甚。医生体检发现，孩子头顶上顶着个鸡蛋大小的包（头皮水肿），右上肢活动不灵活，做牵拉时孩子哭闹加重。医生用双手对称性地触摸其双侧锁骨，发现右锁骨中段有骨的摩擦声，左锁骨完好，立即拍摄X光片，证实右锁骨中段错位性骨折，孩子哭闹的原因找到了。医生告之家长不必紧张，患儿会自行痊愈，不会留有任何后遗症。患儿骨折侧上肢活动可出现一时性受限，是由于活动时局部疼痛而呈现"假性麻痹"。患儿也可使痛肢紧贴胸部呈自我保护性的功能位。骨折处次日可有外表肿胀、皮下瘀血，局部伴有骨的摩擦声。也有不完全性骨折（青枝骨折），在分娩当天触诊无明显变化，而在软组织发生肿胀时才被发现。这种骨折没有错位，X光片显示对线性或骨皮质裂开，这种骨折较错位性骨折愈合快。

对锁骨骨折的处理，过去主张以∞字形绷带固定两周。近年来，医务人员通过对很多病例的观察，发现可不做任何处理。随着小儿的生长发育、肩部增宽，错位及畸形均可矫正，不会留有后遗症，病症早期护理动作轻柔即可。

另外，产伤性骨折中还有肱骨骨折、股骨骨折，多为难产儿，这两种骨折用小夹板固定两周后即可痊愈。

臂丛神经麻痹

由于难产，一些孩子不可避免地造成一侧上肢活动受限、肩不能外展、上臂不能抬起、手不能抓握、患肢垂于体侧，出现了瘫痪。有时还伴有同侧眼睑下垂、眼裂变小、瞳孔缩小，以上症状均为臂丛神经麻痹所致。

臂丛神经是支配上肢的重要神经，由脊髓神经根（第五至第八颈

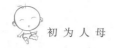

神经及第一胸神经）前支组成。第五颈神经根及第六颈神经根（臂丛的上根）最易受到损伤。在分娩时，过度地向一侧牵拉胎头或臀位产时，头部尚未娩出即向下牵拉抬肩，易致臂丛下束损伤，引起上肢继发性麻痹。根据损伤部位可分成3类：

1.上臂型

占60%～70%，主要由于第五颈神经、第六颈神经受损。新生儿出生后患肢垂于身侧，上臂内收、内旋，前臂旋前，肘部微曲，肩关节内收而不能外展，拥抱反射消失。

2.前臂型

约占10%，主要损伤第八颈神经和第一胸神经。表现为手的瘫痪，手指活动消失，大小鱼际肌萎缩，腕部不能动。

3.全臂型

约占20%，臂丛神经束均有不同程度损伤。表现为整个上肢呈完全弛缓性瘫痪，感觉亦可丧失，预后较差。

出现上述症状，一旦诊断立即给予治疗。可将患儿患侧肩部置于外展旋位，肘关节屈曲位，掌心向前，用绷带缚住患侧腕部，固定于头一侧，使麻痹的肌纤维处于松弛状态而得到休息，并给予物理疗法，如轻度按摩及被动运动。也可用营养神经的药物，如维生素B_1及维生素B_{12}等，均可收到一定的疗效。

对久未恢复的较大的孩子和已经有肌肉挛缩者可考虑矫形手术。

面神经麻痹

王华怀孕后活动量减少，本来每天骑车上下班，全家人出于关心，让她每天改乘汽车。到了妊娠后期，她干脆就不去上班了，每日在家吃了就睡，睡醒后就吃，体重迅速增加。到临产时，体重已增加25千克。没想到分娩时，宫口开全，自己就是用不上劲儿，孩子怎么也生不出来。无奈，医生只能用产钳助产，孩子总算生出来了。可是，孩子的左面颊皮肤可见产钳压迹及擦伤，左眼裂大于右侧，哭时口角斜向右侧，吃奶时吸吮无力，被诊断为面神经麻痹，其病因主要有：

● 在分娩过程中，胎头下降受阻，头偏向一侧肩部，位于耳前的面神经受到肩部的压迫而造成损伤。

● 产钳放置不当，压挫茎乳孔，伤及面神经与下颌神经支的交叉部所致。

● 产妇为初产，胎儿过大，产力不足。

面神经损伤发生于面神经的末梢部位，患儿出现患侧面部肌肉麻痹，眼睑不能完全闭合，哭时口角斜向健侧，吸吮无力。面神经麻痹大多为面神经单纯受压所引起，一般预后良好，多数生后数小时或数天肌肉功能即可自行恢复，不需特殊处理。如出生后数小时或数天症状加重，则应考虑为面神经的核上部位或颅内损伤的可能性，要对症治疗，防止后遗症的发生。由于面神经麻痹是因产伤引起的，所以在孕期就应创造良好的分娩条件，即适当活动，防止胎儿过大，避免不必要的损伤发生。

白眼球上的出血点

你可能偶然发现，新生儿的白眼球上近黑眼球旁边有边缘清楚的红斑。孩子的眼睛为什么会出血呢？这是由于胎儿在分娩过程中经产道

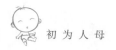

挤压，使眼部受到的压力过强，眼球结膜上的末梢血管因瘀血扩张而破裂，造成出血，再加上新生儿自身生理上的凝血机能低下，在球结膜损伤的情况下，又加重了出血。常在结膜外侧见到线状或片状均匀且边界清楚的红色条线状或斑片状出血灶。如局部出血较多，应立即考虑有无巩膜裂伤的可能性，应注意瞳孔的形状（血会盖住瞳孔），进行有关的检查，对症处理。

一般情况下，出血不多、边界清晰、不影响视力就不需特殊处理，多数在一个月内就会被吸收。另外，为减少和预防感染所致的分泌物，每日滴眼药水（如利福平或妥百氏眼药水），一次一滴，连续一个月即可。

呼吸系统疾病

吸入性肺炎

新生儿几声连贯的啼哭之后，开始建立自己的呼吸。他好像明白，离开了妈妈，只能靠自己独立呼吸才能生存。为了生存，孩子自觉自愿地一下一下地呼吸着，是那样的认真、一丝不苟。遗憾的是，有的孩子在子宫内活动过多，将脐带绕到自己身上或脖子上，并且越绕越紧，而造成宫内缺氧；或因妈妈不能充足地供氧，孩子在子宫内就出现了不自觉的呼吸运动。由于孩子在子宫内是泡在羊水中的，呼吸时会吸入大量羊水。如果缺氧严重，胎儿的肛门括约肌亦松弛，胎便排在羊水中，再吸入肺中，出生后可表现为呼吸不易建立，呼吸困难，锁骨上、肋间隙、剑突下有吸气性凹陷，口周及鼻根发青，鼻翼翕动，点头呼吸，口吐白沫，手足发紫，呛奶，严重者可引起死亡。这些症状表明孩子得了吸入性肺炎。吸入性肺炎可分为单纯羊水吸入和胎粪吸入（即羊水被胎粪污染），后者预后较差。

也有的孩子出生时情况还可以，但是由于胃中羊水（即在子宫内吞咽至胃中的羊水）的刺激容易呕吐，呕吐物吸入肺中也可引起吸入性肺炎。所以对于刚刚出生的新生儿应尽量给予侧卧位，避免出生后吸入性肺炎的发生。

如果新生儿发生了吸入性肺炎，应及时到医院就诊，给予对症治疗，如吸氧、使用抗生素等。由于新生儿吸入性肺炎在早期新生儿中发病率较高，故不可粗心，以免延误治疗。

感染性肺炎

妈妈在分娩过程中胎膜早破，细菌或病毒进入子宫内引起宫内感染或出生后细菌感染，均可引起新生儿感染性肺炎。

新生儿因神经系统发育尚未完善，咳嗽反射也未很好地建立，不能将痰咳出。因此在患肺炎时，肺部的分泌物被纤毛运动冲刷到咽喉部后就堆积在局部。新生儿气管又很短，只有4厘米左右，而且上大下小似小喇叭，呼气时，气体通过狭窄处便产生一股较强的气流，将堆积在咽喉部的分泌物吹到口腔，形成口吐白沫的临床表现。另外，堆积的分泌物不能咳出，又直接影响了吸气，加上新生儿肺泡数量少、换气面积小等特点，一旦发生炎症，氧气交换就受到了影响，孩子就会出现缺氧、皮肤发绀的现象。此外，孩子为了满足对机体的供氧，只能以增加呼吸

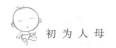

次数来代偿。因此，呼吸急促也是新生儿肺炎的主要症状之一。每分钟呼吸次数可达80～90次，甚至达100次以上。

新生儿得了肺炎，呼吸会浅而快。正常新生儿呼吸次数在40次/分左右，如果呼吸次数大于60次/分，每秒钟就呼吸1次；如大于100次/分，那么就要约每秒钟呼吸2次，这样才能满足对氧气的需要。吞咽奶时，本来盖在气管上的活瓣——会厌软骨，刚刚将气管盖好，防止奶水误入气管。但孩子缺氧，在奶水还没来得及咽完的一刹那，又迫不及待地将会厌软骨打开了，这样由于吞咽与会厌运动的失调，奶水很容易吸入气管而引起呛咳。有些奶吸入肺中易引起吸入性肺炎。

针对新生儿肺炎的特点，应以预防为主，在分娩时如胎膜早破，应按常规给予孩子用抗生素。如已患肺炎，喂奶时应将孩子抱起，喂奶要缓慢，发现呛奶应停止，改用小匙或滴管慢慢地滴入。还要随时清理分泌物，防止气管阻塞。严重者应到医院就诊治疗。

呼吸窘迫综合征

胎儿刚满35周，一位孕妇患妊娠高血压住院对症治疗无效，血压不能控制，随时有发生子痫的可能。为挽救母子二人，产科大夫决定终止妊娠，剖宫产取出胎儿。由于孕妇患有妊娠高血压，造成血液供应胎儿减少，使胎儿宫内营养不良，出生体重仅2000克。刚刚娩出时，孩子的一般情况还可以，但出生后6小时开始出现呼吸困难、面色灰白、呼吸不规则、发憋、呻吟，有时还呼吸暂停、鼻翼翕动、三凹征出现，吸气时胸廓软组织凹陷，以肋缘和胸骨下端最明显，肺呼吸音降低，吸气时肺中可听到细湿罗音。

医生诊断孩子患的是呼吸窘迫综合征，也叫肺透明膜病。本病为自限性疾病（就是疾病在发生发展到一定程度能自动停止，并逐渐恢复痊愈，并不需特殊治疗，只需对症治疗或不治疗，靠自身免疫就可痊愈的病），能生存3天以上者恢复希望较大。但不少的新生儿并发肺炎，使病情继续加重，多在出生后第二天病情加重而死亡。

本病主要是由于患儿肺的表面活性物质缺乏，使肺泡不能很好地膨胀，从而影响了肺的通气与换气功能。肺泡的表面活性物质是由肺泡的Ⅱ型细胞产生的，该细胞的胞质内有板层小体，它是生成和储存表面活性物质的细胞器，板层小体脱离细胞后进入肺泡，展开并吸附在肺泡壁上，起着降低表面张力的作用。若缺乏肺的表面活性物质，呼气时肺泡半径缩小，表面张力增高，压缩肺泡，肺中剩余气体减少，至下一次吸气时必须增高压力，才能使肺泡扩张到原来大小。如此反复数次，肺泡逐渐出现不张，程度逐渐加重，范围也逐渐增大，最后可导致患儿的死亡。

造成新生儿肺表面活性物质缺乏的诱因有早产、缺氧、剖宫产、肺部炎症及妈妈患孕期糖尿病等。前面提到的患儿既受妈妈妊娠高血压所致的宫内缺氧的影响，又受早产及剖宫产的影响。

为了预防此病的发生，预计早产时，可在分娩前一周给孕妇注射地塞米松，促进胎儿的肺成熟，以降低早产儿肺透明膜病的发生。

新生儿湿肺

新生儿呼吸困难的原因很多，除吸入性肺炎、感染性肺炎及肺透明膜病外，还有一种疾病也可能造成孩子的呼吸困难，即新生儿湿肺。

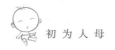

湿肺，顾名思义，即肺水多的意思，也就是肺中水分多了，造成肺的通气和换气障碍，引起新生儿呼吸困难。

胎儿在出生前，肺泡中含有一定的液体（大约30毫升/千克），可防止出生前肺泡的黏着，又含有一定量的表面活性物质，出生后易于肺泡的扩张。胎儿在娩出过程中通过产道时胸部受到9.31千帕（95厘米水银柱）的压力，有20毫升～40毫升的肺泡液经气管排出，剩余的液体移至肺间质，再由肺内淋巴管转运。如果淋巴管转运功能尚未完善，造成肺内液体暂时积留，影响肺泡的通气与换气功能，孩子就会出现呼吸困难、呼吸急促，每分钟60～80次，有时可达100次以上，口周青紫，反应差，不吃不哭，呻吟，肺部也可听到粗湿罗音。此病也是一种自限性疾病，与呼吸窘迫综合征比较，预后要好得多。经过对症治疗后，3～5天内肺内液体吸收即可自愈。本病以足月儿多见，病史中可有宫内窘迫和生后窒息史，是早期新生儿特有的疾病。

虽然此病为自限性疾病，但病情严重时仍需住院治疗。这是因为新生儿病情变化快，可能有并发症的发生，如并发心功能衰竭而引起严重的后果。为防止并发症的发生，新生儿湿肺也需认真对待。可用以下方法治疗：

- 间歇给氧，不主张用持续正压呼吸，以免加重肺气肿。
- 纠正酸中毒及保证热卡的供应。
- 适当使用脱水剂以减轻肺水肿及促进肺水吸收。
- 烦躁者可给予镇静剂。
- 对症处理。

喉喘鸣

刘莉3月份生了个胖儿子，母子躺在一张床上对视，妈妈仔细地观察儿子，儿子也认真地看妈妈。看过之后孩子噘起小嘴想吃奶了，妈妈于是让孩子吸吮起乳头来。在吸吮过程中，妈妈听到孩子的喉中有呼噜声，忙找来医生询问，医生给孩子检查后告诉她，孩子的呼噜声是因为喉部组织（会厌、勺状软骨和杓会厌襞裂）过度软弱、松弛，吸气时喉组织塌陷，堵塞喉腔上口而发生喘鸣。这是由于在吸气或呼气时气流通过气道的狭窄段发生湍流所致。新生儿因气道管径小、狭窄而呼吸受阻，再加上支持气道的软骨又发育不良，使其容易发生扭曲，因此新生儿气道比其他年龄组孩子更易发生生理性狭窄。由于其解剖特点及喉组织软弱，新生儿在吸气或呼气时都可发出喉鸣。

喉组织的软弱可能为妊娠期妈妈营养不良，供应胎儿的钙或其他电解质缺少或不平衡所致。妈妈冬季怀孕，户外活动少，紫外线照射不足，维生素D缺乏，加之妈妈孕期不注意补充，其分娩的新生儿可能会受到一定的影响。妈妈孕期钙的需要量每日应为1200毫克，除正常饮食外应适量补充钙剂。孩子喉中的呼噜声医学上叫"喉喘鸣"。如无明显的呼吸困难及缺氧，不需特殊治疗，喉喘鸣症状常在6～18个月自行消失。

喉喘鸣多为高音调鸡鸣样的喘鸣声，也可为低调的震颤声。喘鸣声多为间歇性，睡眠或安静时消失，吃奶、哭闹、躁动时明显。俯卧时减轻或消失，仰卧时明显。喘鸣时可同时伴有胸骨上窝、肋间和上腹部凹陷，时间长者可出现鸡胸，即胸骨前凸，其他生长发育不受影响。

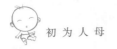

解决的办法有如下几点：

● 给孩子早期适当添加钙剂及维生素D，症状可消失得快一点儿。

● 注意预防呼吸道感染也很关键。

● 需要提及的是，如果孩子是局部先天性畸形（如先天性喉气管发育异常、大血管异常及先天性喉囊肿）造成的喉喘鸣，影响呼吸者应施行外科矫形手术。

呼吸暂停

呼吸暂停即呼吸瞬间停止，它是新生儿，尤其是早产儿常见的临床症状，发病率很高。国内资料表明，呼吸暂停在早产儿中发病率为23%，在住院的新生儿中为61%。呼吸暂停时，孩子皮肤可出现青紫，心率减慢至100次以下，伴有四肢肌张力低下等现象。呼吸暂停时间大于或等于20秒，或呼吸暂停时间小于20秒但同时伴有心率减慢小于100次，皮肤青紫或苍白及肌张力低下，每天发作3次以上或6小时内连续发作2次者可诊断为呼吸暂停。

新生儿呼吸暂停分为原发性和继发性两种。早产儿呼吸中枢发育不成熟，对二氧化碳的升高反应不敏感（在正常情况下二氧化碳可刺激呼吸中枢而引起呼吸运动），任何细微的外界干扰均可影响其呼吸调节。早产儿在体温过高或过低时，喂奶后咽部受到刺激时，均易发生呼吸暂停。如果两次呼吸间隔小于15秒，不伴有心率及面色的改变，称为"周期性呼吸"，也称"原发性呼吸暂停"。呼吸暂停是在产生周期性呼吸的病理基础上的进一步发展。因为新生儿呼吸暂停可由缺氧引起，缺氧又抑制了新生儿呼吸中枢的生理功能，并降低了对二氧化碳的反应，新生儿缺氧越严重，对二氧化碳的反应就越差，这正好和成人对氧的反应相反。

另一种为继发性呼吸暂停，多见于足月儿，可继发于肺炎、窒息、呼吸窘迫综合征、先天性心脏病、血容量不足、贫血、败血症、低血糖、低血钙、低血钠等。颅内出血、化脓性脑膜炎、胆红素脑病等也可引起呼吸暂停，呼吸暂停常常表示病情加重。呼吸道分泌物的堆积和支气管壁黏膜肿胀，增加了呼吸道的阻力，也是新生儿容易发生呼吸暂停的原因之一。

总之，呼吸暂停是新生儿期常见的危重症状，反复发作可致脑损伤，预后严重，应高度重视。呼吸暂停发作时应给予弹足底、拍背等刺激，咽喉部有分泌物者应将其吸净，反复发作应到医院用面罩接呼吸囊做加压呼吸或机械通气，同时给予呼吸中枢兴奋药。对症治疗后，一般预后良好。

新生儿青紫

青紫是新生儿期常见症状之一，刚刚出生的新生儿由于红细胞数目及血红蛋白含量较高，虽然断脐后已建立肺的呼吸，但有部分血红蛋白仍为还原型血红蛋白（即不携氧的血红蛋白），致使正常新生儿的指（趾）甲床及口唇呈现轻度发绀。心脏动脉导管与卵圆孔尚未关闭，保持着由右至左的分流，肺未完全扩张，肺的换气功能不完善以及周围皮肤血流灌注不良也会导致新生儿青紫。

分娩时先露部位受压，面臀部或肢体部位均可出现青紫。压迫了面部，头面部可出现关公脸，即青紫伴皮下瘀血；压迫了臀部，局部可伴

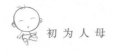

有水肿及青紫。此种青紫除局部症状外，其他部位正常，这些为生理性的。有些青紫是病理性的，可分为以下几种：

1.中心性青紫

此种青紫是由心肺疾病引起的氧饱和度与氧分压降低所致。肺源性青紫包括新生儿窒息、呼吸道先天畸形、呼吸窘迫综合征、肺膨胀不全、肺炎、气胸、持续胎儿循环等。心源性包括右向左分流的先天性心脏病，如法鲁氏四联症、大血管转位、左心发育不良综合征、肺动脉狭窄等。

2.周围性青紫

由于血液通过周围循环毛细血管时，血流速度缓慢，组织耗氧量增加，而致局部还原血红蛋白量增多，如全身性疾病硬肿症、红细胞增多症等均使血液黏稠，血流变慢出现表皮青紫。

3.其他原因引起的青紫

低血糖、低血钙引起的继发性呼吸暂停，以及中枢神经系统疾患所致的呼吸中枢衰竭，均可引起青紫。异常血红蛋白增多，如遗传性高铁血红蛋白血症也可引起青紫。

对于新生儿的青紫，一旦发现应立即找出病因，对症治疗，尽快使青紫消除。如为分娩时受压，局部的青紫可不必治疗，数天后可自行吸收痊愈。

消化系统疾病

呕吐

呕吐是新生儿期常见的一种现象。新生儿吃奶后，奶经过食道进入胃，在胃内消化吸收，再进入肠道排泄。成人的胃像个两头用松紧带扎紧的口袋，而新生儿的胃则像个倒放的瓶子，并且开着上口（解剖学叫"贲门"）。由于新生儿上口的肌肉发育不完善，关闭不严，所以当喂奶时，如奶量过多或同时吸进空气、变换体位等，奶就会溢出来。孩子口角处流出少量奶水，这种现象叫"溢奶"。孩子并没有不适的感觉，也不影响孩子的生长。只要精心护理，奶量适当，喂奶后抱直轻拍其背部，使之打嗝后放在床上，或抬高头取侧位，经过一段时间后，倒放的胃逐渐竖立，溢奶现象就会好转，不需任何处理。

吐奶则不同，它是一种病态。吐奶前孩子往往有不适的表现，如面部表情痛苦、躁动不安等。由于引起呕吐的原因很多，家长要注意观察呕吐的方式、时间、内容物等，以及对诊断有重要意义的各种现象，并及时向医生说清楚。

一般性呕吐，吐量可多可少，呕吐的力量不是很大，是常见的一种呕吐方式。

喷射性呕吐，呕吐时力量很大，内容物可从口鼻一起喷出。这种呕吐易呛入气道而引起窒息或吸入性肺炎，也易引起水电解质和酸碱平衡失调，较长时间的呕吐可导致营养不良，造成孩子的生长发育迟缓。

如果新生儿出生后一喂便吐，同时伴有青紫，口中不断地吐白沫，

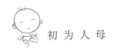

应考虑有食道畸形的可能。例如，有一产妇，剖宫产分娩一女婴，体重3000克。分娩后反复清理呼吸道，但总有白色泡沫不断吐出，孩子呻吟，皱着眉头，面部表情痛苦，试探插胃管又从口中折回。医生诊断为消化道畸形，进行手术治疗。原来此婴儿为贲门闭锁，食道与胃未连接。所以她不能咽下口腔中的分泌物，只能吐出来。护理这种患儿要十分小心，因为呕吐物易吸入气管，造成窒息性死亡。

新生儿吃奶后过一段时间呕吐，应考虑是否存在胃扭转、幽门痉挛、肠旋转不良、肠道闭锁以及无肛门等现象。需治疗原发病后才有可能纠正呕吐现象。

另外还有一种呕吐，也是早期新生儿常见的一种呕吐，即出生后一两天内孩子频繁地呕吐，吐物多为白色黏液或带少许咖啡样物。最常见的原因为咽下羊水或血所致，称之为"咽下羊水综合征"。处理方法为：推迟第一次喂奶时间，待呕吐物吐净后或用温生理盐水洗胃后，呕吐就会自然停止。也有部分新生儿因胎粪黏稠、排泄延迟而引起呕吐。处理方法为：用温生理盐水灌肠或液状石蜡2毫升通便使其缓解。如仍无好转，可做消化道钡餐造影看是否有消化道畸形。

表6　各种消化道畸形鉴别表

症状\疾病	呕吐	腹胀	便秘	腹部检查
食道闭锁	第一次喂奶即有呕吐，常流口水	无	无	无阳性体征
幽门肥大性狭窄	出生后2周开始喷射性呕吐，无胆汁	无	无	在上腹可触及肿块；左向右蠕动波

症状 疾病	呕吐	腹胀	便秘	腹部检查
肠闭锁	出生后呕吐，进行性加剧，呕吐物中含胆汁或粪便样物	可有	无粪便排出	下腹不胀，肠鸣音亢进
肠扭转不良	出生后数天开始呕吐，呕吐物含有胆汁	有	胎粪排出后即有便秘	下腹不胀，肠鸣音亢进
先天性巨结肠	出现梗阻时有呕吐	顽固性腹胀	进行性加重的便秘	全腹胀明显，左下腹摸到可变形包块，肠鸣音亢进
肛门闭锁	出生时即有呕吐，次数频繁	全腹胀明显	无大便	全腹胀，肠鸣音亢进，无肛门

出生两周以后开始呕吐的，要考虑其有无先天性肥厚性幽门狭窄。这种患儿由于食物不能通过幽门，反复呕吐，可有体重不增、消瘦、脱水等症状，如呕吐伴有腹胀，又无大便时，也可能是先天性巨结肠。这两种病均需手术治疗。

有细菌感染或患脑病时也可能呕吐。消化不良或饮食不当所致的呕吐可以调整喂养进行治疗。但不管何种原因引起的呕吐，如果次数频繁，并伴有脱水者，应及时到医院处理，以免发生不良后果。

腹胀

许多细心的父母早已注意到，刚刚出生的新生儿四肢显得有些短，而躯干较长，躯干部最为突出的就是孩子的肚子了。尤其是喂饱后，孩子吭哧吭哧地鼓着肚子喘粗气，这可能是腹胀。腹胀也是新生儿期常见

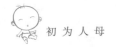

的病症之一。腹胀严重时，膈肌运动受限，肺活量减少，胸腹腔内血液循环受到阻碍。因此，任何原因所引起的腹胀不能加以解除时，都会使疾病变得严重和复杂。腹胀的原因很多，并常与呕吐相伴行，应引起父母的重视。

腹胀的原因大体如下：

1.生理性腹胀

新生儿以腹式呼吸为主，消化道产气较多，肠管平滑肌及腹壁横纹肌薄弱，张力较低，在喂奶后常有轻度到中度的腹部膨隆。这就是家长经常见到的一种，为生理性腹胀，不影响孩子的生长发育。这种腹胀一般摸起来腹壁是柔软的，无压痛，触不到异常包块。此种腹胀不需任何处理，随着胃的排空会自行消失。

2.肠麻痹性腹胀

由于感染，缺氧（如窒息后）循环衰竭，水电解质紊乱，医生使用了某种药物致使肠蠕动减慢甚至消失，引起全腹胀气，临床可见腹壁浅静脉曲张，触摸时患儿有痛苦的表情，叩诊有嘭音，常为各种严重疾病的晚期并发症。应积极治疗原发病，进行胃肠减压，使用促进肠蠕动的药物。

3.机械性肠梗阻所致的腹胀

有些新生儿由于胎粪黏稠造成了肠梗阻，或是由于先天性发育障碍、肠套叠、嵌顿疝而致梗阻性腹胀。如胎粪黏稠性的梗阻，用液状石蜡油（开塞露纳肛）灌肠可刺激排便，大多数家长可自行操作。但肠套叠、嵌顿疝等疾病要到医院处理。

在此需注意的是，除生理性腹胀外，其他几种腹胀均会伴有呕吐，故应参考呕吐情况加以分析，以免误诊。呕吐同时伴有腹胀时一定要及时就诊。

食欲不佳

在新生儿喂养过程中，孩子有时可突然连续几天都没有食欲，奶头含在口中不吸吮或不吞咽乳汁，但又无其他不适的表现。这是什么原因呢？那么，我们先来看一下食欲是怎么产生的。食欲是指人对饮食的欲望，是神经中枢对人体消化功能调节的一部分。当胃内排空，人就会感到饥饿，产生一种神经冲动，传入脑内摄食中枢，于是便产生了食欲及摄食活动，如唾液、胃液等分泌的增多，胃肠蠕动增加。吃饱以后，胃被充胀，神经将这一冲动传入脑中的饱食中枢，并抑制摄食中枢的兴奋，而后食欲消失，摄食活动停止。

新生儿由于中枢神经系统及消化系统功能均未发育完善，和成人比更容易发生食欲不振。在生活不规律、喂养不当、环境改变、全身性疾病等发生时，都可引起肠胃运动紊乱，消化酶分泌减少，而产生食欲不佳的现象。

大多数新生儿食欲不佳是由于喂养不当导致的。如一次添加奶量过多，这时处理的办法是减少喂奶次数，几天后便会有好转。

要注意孩子的全身情况，如有无发热、呕吐、腹胀、腹泻和大便次数不正常等。当伴有发热时，孩子可能是患有感染性疾病而影响了食欲，如为呕吐伴腹泻可能为胃肠炎所致影响了食欲；有呕吐伴腹胀便秘，要注意消化道的病变，如巨结肠；在患儿患有口腔感染或溃疡、鼻塞等各种疾病时，也可影响食欲，出现拒食。在原发病得到治疗后，食

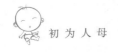

欲可以恢复。若有全身性疾病时，则应到医院就诊。

另外，当患有重度贫血时，新生儿也会没有食欲，同时可伴有恶心。当强行喂养后，孩子可把食物吐出来，故一定要先行纠正贫血，食欲方可改善。

腹泻与便秘

孩子排便次数比别的孩子多了或少了，许多妈妈就会担心孩子患了腹泻或者便秘，一定要拿着大便找医生看看才放心。

所谓大便，是指食物消化吸收以后所剩下的残渣。当食物进入胃肠后，刺激胃肠壁引起胃肠蠕动，经过消化吸收以后将残渣推向结肠末端和直肠，而引起排便的感觉。大便的目的主要是排出对身体无益的食物残渣、消化道脱落组织以及消化过程中剩余的产物。

新生儿在出生后，头两三天大便可为均匀的黏性较强的墨绿色或棕色的胎便，这是胎儿在子宫内吞咽下的羊水及肠道脱落组织形成的。在出生两三天以后，大便可随食物的影响，先排混合样大便，即内有胎便伴有少许黄色奶瓣样大便，以后逐渐转为黄色便。母乳喂养的孩子，大便为金黄色且比较黏稠的糊状，但开始为黄色稀便或蛋花汤样微带酸味大便。母乳喂养的孩子粪便含水分比配方奶喂养儿要多，可在孩子放屁时崩出少量黄色稀水样大便。这种情况要持续两三个月后才能逐渐转成黄色黏稠的糊状便。

人工喂养儿，也就是配方奶喂养儿，大便呈淡黄色，略带腐败样臭味，比吃母乳的孩子大便要干硬，每日排一两次，但量较多。

1.腹泻

正常新生儿一天可排大便五六次。喂母乳的孩子大便次数一天可达六七次，甚至更多。但只要孩子体重增长正常，也无其他不良反应，不应认为是腹泻。只有孩子大便次数和水分均较多，同时孩子生长缓慢或体重下降伴有脱水时，才诊断为腹泻。

治疗腹泻主要是对症治疗。因为喂养不当、消化不良所致的新生儿腹泻（表现为绿便，水和大便分开）应调整喂养方式，适当控制饮食，加服助消化的药物。有细菌感染的孩子（表现为稀便，大便呈绿色）要加用抗生素，但抗生素要与益生菌分开服用，以免作用互相抵消而影响疗效。有脱水者要给予口服补液盐冲水或到医院输液治疗，以防止引起严重后果。

2.便秘

你可能已经注意到，许多孩子都有食后排便的习惯。成人大多有定时排便的习惯，一旦错过习惯排便时间或偶然换一个新环境，有意识抑制排便时，就可能引起便秘。如果新生儿几天才排一次大便，大便又干又硬；排大便时孩子哭闹、费力；大便表面带有鲜血（是因为肛门破裂所致），即是便秘。

新生儿便秘，如果是因为消化道畸形所致，应到医院就诊，治疗原发病。但大多数新生儿为喂养不当所致。有些家长怕孩子吃不饱、长得慢，不按奶粉与水的正确比例冲调配方奶，让孩子吃浓度高的奶，结果由于水分缺少而引起了便秘。通常合理喂养，便秘即可得到改善。

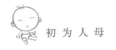

坏死性小肠结肠炎

王华的同事生了个早产儿，出生时体重2200克。在产院观察半个月，孩子一般情况很好，就接出院了。到家后，孩子似乎永远吃不饱似的，小嘴总是张着东找西找。家人认为妈妈的奶水不够吃，就加喂了配方奶，每次吃80毫升，一日内添加了两次。谁知，次日孩子的肚子便开始鼓鼓的，食欲减少，继续喂时出现了呕吐，吐出物为奶汁及黄色黏液，接着又出现了腹泻，一天排便十余次，为稀水便。当孩子出现精神衰弱，最后排出血样便时，家长才抱着孩子去医院就诊。经医生检查后诊断孩子患的是坏死性小肠结肠炎。

医生告诉家长，此病是由多种因素引起的肠壁缺血及黏膜损伤而致的肠道弥漫性出血或坏死。此病死亡率高，需马上住院治疗。经过医院20余天的积极抢救，孩子的生命是保住了，但本来就是早产的孩子体质变得更弱了。家人非常痛心，追问医生这病是什么原因引起的。医生告诉他们，早产、低体重儿或生后有窒息、感染以及人工喂养的孩子，在吃下配制过浓的奶液时，会造成渗透压过高，使肠黏膜受损而发生缺血坏死。另外，新生儿肠管壁缺乏成熟的神经肌肉控制，肠管运动能力弱，特别是早产儿及体重低的孩子，肠管细胞和肌肉发育更不成熟，功能性肠梗阻时压迫局部也可发生肠缺血坏死，高渗性溶液也会对肠黏膜造成直接损伤。

本例患儿既早产又体重低，再加上喂了过多的高渗奶，使柔弱的肠管麻痹，造成腹胀、呕吐、腹泻。当肠黏膜缺血坏死时，肠黏膜脱落，孩子即排出黏液样的大便。这种疾病需要绝对禁食，让胃肠得到充分的休息，由静脉补充液体及营养，给予必要的支持疗法，如输血、血浆及白蛋白等，不要使用抗生素预防感染。当出现肠梗阻、气腹时还要进行外科手术治疗。此病愈后差，所以当孩子出现异常时应及时到医院就诊，以免延误了最佳诊治时机，造成严重后果。

肥厚性幽门狭窄

当孩子出生两三周时，突然出现呕吐，或开始只有溢奶，偶有呕吐，到两三周后呕吐次数逐渐增多，终至每次吃奶后必吐，剧烈时可喷射出数尺以外，常从口腔以及鼻孔喷出。呕吐物中含有乳汁、胃液及乳凝块，呕吐严重时可呈咖啡色。虽然呕吐频繁，但此后仍有很强的食欲，再喂奶时能照常吸完。大便及尿量均减少。这些都是高位消化道梗阻的症状。孩子究竟患了什么病呢？经医生检查诊断为肥厚性幽门狭窄。国外统计每1000名新生儿中就有2～5名发生此病，而且男孩多于女孩。病因不明，多见于第一胎足月儿。此病的致病原因可能有：

● 幽门肌层先天性发育异常，在发育过程中幽门部肌肉过度增生，致幽门肥厚，管腔狭窄。

● 神经发育异常，幽门肌间神经丛减少和神经节细胞发育不成熟。

● 内分泌因素，患儿血中胃泌素增高。

● 遗传因素，此病遗传度较高，是多基因遗传病，可伴有家族史。

此病的症状除上述提及的呕吐外，还有胃部的包块，在患儿右上腹部肋缘下与右侧腹直肌外可触到2厘米×1厘米×1厘米大小橄榄样肿块；于患儿上腹部可见胃的蠕动波，起自左肋下，向右上腹移动；病程长及病重时可有脱水和营养不良、电解质紊乱等现象。根据病史及症状，此病很容易诊断。不能确诊时可拍摄腹部X片。

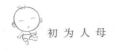

治疗主要是内科治疗，即用对症药物，改变喂奶方式，如少食多餐、喂较稠的奶液等，纠正脱水、电解质紊乱等。效果不好者需进行手术治疗。如果诊断治疗不及时，患儿多并发肺炎及重度营养不良。

巨结肠

晓燕的儿子出生刚一周便出现了呕吐及腹胀，开始以为是由于喂养不当所造成的。可是随着病情的发展，不到10天的孩子肚子鼓胀得像小鼓一样，腹壁皮肤发亮，还可见到一条条血管，肚子咕噜咕噜地响个不停。孩子呕吐不止，呕吐物中含有胆汁，还时有粪便样液体。到医院就诊，医生检查并做了通便处理后，孩子排出大量的粪便和气体，腹胀缓解，又开始有食欲，呕吐消失。几天后孩子再次出现上述症状，不排大便，再次腹胀、呕吐，医生诊断此病为先天性巨结肠。

新生儿巨结肠的发病率为1/5000～1/2000，男孩较女孩发病率高，男女之比为4∶1，有家族性发病倾向，为常染色体隐性遗传病。先天性巨结肠也叫"无神经节细胞症"，是由于结肠远端运动功能紊乱，粪便停滞于近端结肠，以致肠管扩大、肥厚造成危害，是一种较常见的消化道发育畸形，发病率占消化道畸形的第二位。一般认为此病的病因是乙状结肠或直肠壁肌的交感神经节细胞先天性缺陷。由于病变肠段处于痉挛状态中，且失去正常蠕动，导致该处非器质狭窄，致粪便通过有障碍。由于常引起病变肠段上部肠腔扩大，故称为"巨结肠"，即以扩大的肠段而得名。

先天性巨结肠的病史中都有胎便排出延迟。正常新生儿几乎全部在出生后24小时内排出第一次胎便，两三天内排尽。而此病患儿在出生后

24小时无胎便排出，或仅排出少量的胎便，用开塞露或生理盐水灌肠后可排出较多的胎便。但其后仍发生便秘，同时出现极度的腹胀、呕吐，肛门诊查感到直肠痉挛。

此病的诊断并不困难，关键是治疗问题。对于轻症可用温生理盐水每日或隔日反复洗肠，同时按摩腹部，使粪便及气体不断排出，解除便秘。对于重症可采用特别的扩张器，每日扩张按摩狭窄的肠段一次，同时使用抗生素预防感染，也可配合针灸及中药治疗，待孩子一岁左右再进行根治手术。近年来随着医学的不断发展，新生儿期也可采用早期手术，取得效果也比较好。

 血液系统疾病

新生儿溶血病

刚刚出生的孩子，全身皮肤为粉白色，但过了一两天后小脸渐渐黄了，而且脸黄还越来越重。除了脸黄加重外，全身皮肤及白眼球也变黄了。大夫告知这是黄疸，是由于溶血引起的，是新生儿特有的一种病。

溶血是红细胞被破坏的意思。在新生儿期，大部分孩子都有可能出现黄疸，而溶血是最常见的一种原因。溶血症是由于母婴血型不合及红细胞酶的缺欠所致。

常见的血型有4种，包括A型、B型、AB型及O型。A型就是红细胞上有A抗原，B型就是红细胞上有B抗原，AB型就是红细胞上具有A和B两种抗原，而O型红细胞上则无抗原。由于O型不含有抗原，O型血可

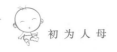
初为人母

输给任何血型的人，而不会出现抗原抗体的反应所致的凝血现象，所以过去称O型的人为"万能献血者"。但是现在医学主张在有条件的情况下，还是输同型血较为安全可靠。

母婴血型不合主要发生在妈妈为O型、父亲为A型或B型的情况下，所以称之为"ABO溶血症"。在妊娠过程中，妈妈和胎儿的血被胎盘中的一层膜隔开，可以交换营养物质、代谢产物和氧气，但血液不直接流通。如果胎儿的血型是A型或B型，那么A抗原或B抗原就会刺激妈妈产生相应的抗体。这种抗体可通过胎盘作用到胎儿，于是对胎儿红细胞上的A抗原或B抗原起作用，使红细胞发生破坏而溶血。

表7 父母血型与孩子血型之间的关系

孩子可能出现的血型 母血型 / 父血型	O	A	B	AB
O	O	A、O	B、O	A、B
A	A、O	A、O	A、B、O、AB	A、B、AB
B	B、O	A、B、O、AB	B、O	B、A、AB
AB	A、B	A、B、AB	A、B、AB	AB、A、B

表8 易发生溶血的母婴血型关系

母血型	胎儿血型
O	A或B
A	AB或B
B	A或AB

另外，由于胎儿在子宫内经胎盘供氧，红细胞含量较多，可达500万/平方米～700万/平方米。出生后肺呼吸建立，红细胞不需要那么多了，大量的红细胞也就加速了破坏。

新生儿红细胞的寿命比成人短，一般为70～90天（成人是120天），所以每天均有大量的红细胞衰老死亡。衰老死亡的红细胞释放出大量的血红蛋白，再经过一系列生理变化，最后分解为铁、珠蛋白和胆红素，而胆红素的升高是使新生儿发生黄疸的原因。

下面再看一下正常胆红素代谢过程：

红细胞被破坏后形成的铁、珠蛋白作为一种原料重新被人体利用，而胆红素就进入血液，人们叫它间接胆红素。间接胆红素绝大部分和血浆中的白蛋白结合，只有1%单独存在。这种单独存在的间接胆红素可以透过脑膜而与脑细胞结合，对脑细胞起破坏作用。其作用机制是使脑细胞内线粒体氧化磷酸化作用发生障碍，抑制脑细胞的能量产生，从而造成脑细胞的损害。

血中与白蛋白结合的间接胆红素，随着血液循环到达肝脏，被肝细胞摄取，在一种叫作葡萄糖醛酸转移酶的催化下转化为直接胆红素。直接胆红素对脑细胞无毒性作用，作为胆汁的主要成分，透过毛细胆管、小胆管和胆总管进入小肠，最后从大便中排出。

然而，新生儿的肝脏功能发育不够完善，肝酶缺乏，葡萄糖醛酸转移酶不足、肝中缺乏白蛋白，不能将如此大量的间接胆红素转化成直接胆红素。一些间接胆红素经过肝酶作用转化为直接胆红素后进入胆囊，再进入肠道，本可和大便一起排出体外，可是新生儿肠蠕动相对慢，再加上胎粪黏稠，排泄延迟，胆红素又通过肠道被重新吸收入血液（医学

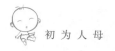
上称之为"肝肠循环增加"），加重了胆红素在血中的聚集。

　　由于上述种种原因，新生儿可在出生后24小时内出现黄疸，而且进行性加重，皮肤由浅黄变为金黄，巩膜、眼泪及尿也可发黄，同时还可表现为吃奶无力、面色苍白。溶血严重者出现呼吸心跳加快、肝脏肿大、全身浮肿及心力衰竭症状。也可发生核黄疸，即间接胆红素进入脑膜和脑细胞结合所形成的不可逆的脑损伤。

　　新生儿溶血病发生早，进展快，预后同治疗及时与否密切相关。应在孕期查血型，做溶血抗体滴定度的检测，滴定度高者力争在胎儿期开始治疗。

　　另外，还应提及的是母子血型不对应时，即母血型A、子血型B或反之，也可发生溶血。此种溶血有时也较严重，故也应引起重视。

　　在我国比较少见而且病情非常严重的一种溶血是妈妈为RH因子（即血细胞上的一种物质）阴性，而父亲为RH因子阳性，孩子的血与父亲相同，孩子出生后或在子宫内即发生严重的溶血。为挽救此种病人，需到有条件的大医院换血治疗。换血必须采用RH因子阴性的血去替换，才有可能保住患儿的生命。

病理性黄疸

　　约有70%以上的新生儿可出现黄疸。黄疸发生的原因是由于胎儿在子宫内经胎盘供氧，红细胞含量高，出生后肺呼吸的建立，大量的红细胞遭到破坏，肝酶还未形成，新生儿肠蠕动相对慢，肝肠循环增加等。一般是在出生后两三天发生，4～6天达到高峰，出生后第10天黄疸开始消退，2周后基本退完。早产儿及纯母乳喂养儿退黄时间可延长至3周或更长，有个别婴儿可延迟到3个月。

新生儿黄疸又分为生理性和病理性两种。生理性黄疸，是一个动态变化的过程，一般在7～8天达到峰值，足月儿血液中胆红素最高值不超过12.9毫克/分升（220.6微摩尔/升），早产儿不超过15毫克/分升（255微摩尔/升）。病理性黄疸一般均超过此值，可在出生后24小时内发生，黄疸可迅速加重，需及时治疗，防止发生核黄疸，引起不良后果。

为了密切观察黄疸的进展，防止核黄疸的发生，家长首先应从思想上认识到观察黄疸进展的重要性。出生后一周内的新生儿，虽然黄疸不重，是在生理范围内，但也不能放弃对黄疸进展的观察。

从出生以后，每天都应把孩子放在自然光线下观察。观察时可先用手按压其前额部、胸部、手心和脚心，按压一两秒钟，将手放开，即可排除皮肤影响，观察到皮肤真实的黄染情况。一旦发现巩膜、眼泪及尿发黄时，黄疸即已超过正常范围，应立即到医院治疗。当黄疸不重、进展不快时，也可让孩子在阳光下晒一晒，可起到退黄作用。阳光太强时注意不要灼伤孩子的皮肤。

胆红素脑病（核黄疸）

产妇张敏，顺利分娩一男婴，体重3850克。孩子白白胖胖，吃奶反应良好，次日母子从产院平安回家。到家后婆婆怕儿媳受风，又怕光刺激孙子的眼睛，屋内挂上了厚厚的棉门帘及窗帘，室内光线昏暗。孩子被接回家的前两天，吃奶、哭声、反应均正常；到了第三天，孩子整天睡觉，家长认为孩子很乖；第四天，想到孩子该吃奶了，当抱起来喂奶

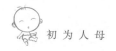

初为人母

时发现孩子双眼上吊，四肢发紧，双手紧握，正在抽风。家长立刻抱孩子到医院就诊，医生诊断为胆红素脑病，并告诉家长孩子随时有可能死亡，如能幸免也会留下严重的后遗症。家长救子心切，请求医生尽全力救治。最终，孩子转危为安。一年后因其他疾病家长再次抱孩子来医院时，医生发现，已经一岁多的孩子不能抬头，流着口水，不会说话，不会站立行走，对外界无反应，还时不时地有小的手足徐动，这些均是胆红素脑病的后遗症。

胆红素脑病多发生在高胆红素血症高峰之时，一般出生后3～7天的新生儿最易发病。间接胆红素可以透过脑膜与脑细胞结合，将脑细胞核黄染（所以也叫核黄疸），进而引起一系列神经系统损害症状。早期胆红素脑病患儿，除了明显的重度黄染以外，只表现为精神差、嗜睡、不吃奶、四肢无力、对外界无反应。有的孩子表现为烦躁、易发惊、哭声尖直、两眼发呆、四肢发紧。以上症状一般持续24小时左右，接着典型的胆红素脑病的症状就出现了。孩子可一阵阵翻白眼，同时出现抽风、四肢发紧、上肢内旋、头向后仰。严重的患儿抽风不止，常因呼吸停止而死亡。幸免死亡者抽搐4～6天后才逐渐停止下来。

胆红素脑病一旦发生，孩子要么在抽风期死亡，要么因脑细胞发生不可逆的损伤，留下严重的后遗症，给家庭和社会造成很大的负担。

胆红素脑病对神经系统的损害是不可挽回的。因此，绝不能等到发生了胆红素脑病后再治疗，而应及早重视。方法是每天将初生的婴儿放在窗前自然光线下密切观察黄疸进展，如黄疸加重应立即到医院就诊。

母乳性黄疸

母乳性黄疸的诊断始自20世纪60年代，近年来随着母乳喂养率的提高，患此病的新生儿数量有所上升。本病发病机理尚未有定论且缺乏特异性诊断方法，主要是通过临床确诊。

临床诊断标准为：

● 母乳喂养或以母乳喂养为主者。

● 临床一般情况良好，生长发育正常。

● 肉眼可见的皮肤黄疸超过生理性黄疸期，以间接胆红素为主者。

● 辅助检查，患乳儿肝炎及感染者除外。

患母乳性黄疸的孩子，全身皮肤及巩膜呈现肉眼可见的明显黄染，尿及分泌物也为黄色，但孩子精神、吃奶和生长发育均正常。

其病因多数人认为是母乳中的一种特殊的酶，即β-葡萄糖醛酸苷酶，抑制了胆红素与葡萄糖醛酸的结合，使游离胆红素在血中浓度增加，表现在皮肤、巩膜上，出现肉眼可见的黄疸。也有人发现母乳中脂蛋白酶活力极高，可释放大量脂肪酸，使在肠道已结合的胆红素重新游离，肠道重新吸收胆红素增加。母乳喂养的孩子经肠道吸收的游离脂肪酸，也可抑制肝细胞结合胆红素的能力。目前各种理论均未得到证实，多数医院仍采用排除法来诊断，并通过暂停母乳来证实。

以往由于对此病缺乏足够的认识，把其归于乳儿肝炎一类中，并在此范围内寻找多种造成黄疸的因素而忽视了母乳喂养问题。

母乳性黄疸的发生率，国外报道占母乳喂养儿的30%，我国近年来也有上升的趋势，可达15%～20%，低于国外的报道。

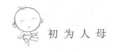

母乳性黄疸过高时也要给予治疗，因为持续性高胆红素血症是否会产生神经毒性尚有待进一步追踪。

新生儿出血症

对于一个刚出生两天的孩子，如果吐一次奶或排一次稀便，家长一般不会惊慌。但是当看到孩子呕吐鲜血及排出带血的大便时，就会紧张万分，不知所措。产妇刘兰的儿子就属于这种情况。小家伙刚刚出生就忽闪着两只大眼睛东张西望，很是惹人喜爱，还能吃、能睡。孩子这么让人省心，真叫妈妈高兴。谁知出生第三天，妈妈正准备喂奶时，发现孩子一阵恶心，呕吐一堆黏液并伴有一口鲜血。妈妈见了差点儿急出眼泪来，立即去找医生。医生检查后发现，孩子一般情况良好，说："这是典型的新生儿出血症，不要紧张，只要给予维生素K_1治疗，病情就会好转的。"

新生儿出血症过去叫"新生儿自然出血"，是由于维生素K缺乏所致。因胎盘通透性差，妈妈体内的维生素K很少进入胎儿体内，胎儿所需的维生素K要靠自身合成，但胎儿肝脏合成功能又不成熟，故胎儿出生时血液中维生素K水平很低。而某些凝血因子的凝血生物活性又直接依赖维生素K的存在，缺乏维生素K，凝血因子Ⅱ、Ⅶ、Ⅸ、Ⅹ只是无功能的蛋白质，不能参与凝血过程，而容易发生出血。根据出血时间，可分为以下几种：

1.早期出血

患儿在生后24小时内发生出血。多与妈妈产前用过某些药物有关。出血程度轻重不一，可表现为轻微的皮肤出血、脐残端渗血，也可表现为大量的胃肠出血及致命的颅内出血。

2.典型的新生儿出血

多数患儿在出生后两三天发生出血，最迟可于生后6天。多数为母乳喂养儿。常见的是胃肠出血、脐残端出血，其他部位也可出血。

3.迟发性出血

在出生一个月以后发生出血。多为母乳喂养儿，因为母乳中维生素K的含量少或因某些疾病而引起出血。为预防出血症的发生，孩子出生后应立即肌肉注射维生素K。严重者应输新鲜血，并建议妈妈口服维生素K，每周2次，每次20毫克。

新生儿红细胞增多症

刚刚出生的孩子，面色应为粉红色。可是有个别的新生儿面色为紫红色，好似关公的脸。这种孩子除外观多血貌外，往往还伴有嗜睡、吸吮无力、易激惹、呕吐、震颤、惊跳，同时伴有呼吸困难，吸氧后也不能缓解。查血时会发现患儿血红蛋白大于或等于220克/升，红细胞压积（红细胞在全血中所占的容积百分比）大于或等于65%，这种病即"新生儿红细胞增多症"。

此病的病因主要有：胎儿宫内缺氧导致红细胞生成过多、母—胎输血（妈妈的血液输给胎儿）或胎—胎输血（为双胎，一个孩子的血输给另一个孩子，造成一个血多、一个贫血）、脐带结扎延迟、过期产儿、妈妈患有妊娠高血压综合征或糖尿病。新生儿本身的病变也可引起此病，如甲状腺功能亢进、先天性肾上腺皮质增生等。

此病的病理改变是由于红细胞的增加，血液黏滞度增高，使血流速

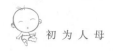

度减慢，从而氧的转运减少，致使组织缺血缺氧、酸中毒，继而引起多脏器功能障碍，导致相应部位的后遗症。此病有症状者导致的神经系统伤残及发育迟缓的发病率较高，故应引起重视。

对于此病的治疗，无症状者加强观察即可，无须特殊治疗；有症状者，采用相应治疗，均可改善临床症状。

新生儿贫血

红细胞过多时孩子脸似关公，不正常；红细胞过少时孩子面色苍白，也不正常。当新生儿的血红蛋白低于145克／升（14.5克／分升）时，称为"新生儿贫血"。

新生儿贫血的原因很多，如胎盘异常引起的双胎的胎—胎之间失血和胎儿—胎盘之间失血；前置胎盘、胎盘早剥、产程中失血等导致新生儿出生时已显贫血；头颅巨大血肿、颅内出血或内脏出血；因反复化验抽血所致的医源性失血；早产儿、未成熟儿红细胞再生能力不足和半衰期短、维生素E缺乏和含铁不足等各种原因引起的失血和溶血。失血又取决于失血的量和失血时间的长短，足月儿急性失血量达到容量的20%～25%时（血容量约为85毫升／千克），即可产生苍白、呼吸浅速、血压下降等，需紧急处理，做出正确的诊断，以便挽救生命，减少后遗症。此时应给予输血治疗，防止失血性休克的发生，输血以分次进行为宜。

对于那些慢性贫血、营养性贫血、溶血性贫血的新生儿（除一般皮肤黏膜苍白无明显症状的新生儿外），除对症治疗外，应给予铁剂及维生素E治疗。

另外，对于那些重度贫血的小儿，要避免其剧烈哭闹，以免引起心衰，必要时给予吸氧，并严密观察脉搏、呼吸和血压等早期休克症状。还要保持室内空气新鲜，防止交叉感染。

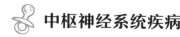 中枢神经系统疾病

新生儿抽风

对于新生儿偶尔出现的呕吐、腹泻，一般家长尚有承受能力，并不那么惊慌，但如果发现孩子突然四肢抽动、面色发青，均会惊慌失措，马上判断孩子是在抽风。

新生儿抽风，在医学上称为"惊厥"，是新生儿期常见的症状，在早产儿中发病率较高。因其直接危及生命，所以不论是家长还是医生对新生儿惊厥均很重视。

新生儿惊厥是许多疾病的一个症状，可能是良性的，也可能是严重疾病的一种表现。新生儿抽风的表现与婴幼儿有很大的不同，表现不规律性或只有局灶性，与正常活动不容易区别。正常足月儿肢体均有一定张力，以屈肌占优势，故四肢保持在屈曲状态，形似"出"字，两手紧紧握拳，大拇指内收，抓在手中的东西不易松开。当包被打开，肢体束缚解除，皮肤受到寒冷刺激，常会出现无规则的或徐缓的、抽搐样的手足徐动，有时可见踝部、膝部和下颏的抖动。这些无意识的、不协调的动作是由皮层下中枢支配的，在新生儿期出现并无意义，所以不要误认为是抽风。但如果突然出现肌张力改变、持续性的伸肌强直、肢体某一

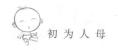

部分反复迅速地抽搐，眼球水平位或垂直位偏斜、眼睑反复抽动、眨眼动作，吸吮、咀嚼或其他嘴的动作以及呼吸暂停，皮肤发绀，意识障碍等皆具有病理意义，即为新生儿抽风。

新生儿抽风的主要病因可有围产期窒息，产伤性颅内出血，代谢异常所致的低血糖、低血钙、低血镁、高血钠和低血钠等。还有妈妈在孕期用麻醉药或毒品类、镇静类药物，孩子出生后药物中断也可发生惊厥。高胆红素血症所致的核黄疸（胆红素脑病）也可导致抽风。

惊厥可产生神经系统后遗症，或在惊厥时呼吸暂停引起死亡，因此必须紧急寻找病因，给予对症治疗。当惊厥发作时应立即采取措施止惊（刺激人中、保持呼吸道通畅），并迅速送医院抢救。

缺血缺氧性脑病

产妇刘小丽，因重度妊娠高血压综合征出现妊娠子痫，被送到一所市级医院。由于缺氧，胎儿在子宫内出现窘迫。为挽救母子二人，给产妇止抽，决定剖宫产终止妊娠。手术顺利，但胎儿娩出后出现重度窒息，四肢无力，全身皮肤苍白，无呼吸，仅有几十次的心跳。医院立即采取气管插管、人工呼吸、胸外按压等一系列的抢救措施，患儿病情有所好转。但孩子出现反应迟钝、肌张力差、哭声低弱等症状，并于出生后10小时出现了抽风。医生对其头颅进行核磁检查，诊断为缺血缺氧性脑病。

缺血缺氧性脑病主要与围产期窒息有关，围产期缺氧与胎儿在宫内的环境及分娩过程有密切关系。凡造成母体和胎儿间血液循环和气体交换障碍，而引起血氧浓度降低的因素均可造成窒息。一般宫内窒息引起的占50%，分娩过程中窒息引起的占40%，只要有缺氧、缺血因素存在就可能产生脑损害。本例中的患儿即是由于母体和胎儿间血液循环和气体交换障碍造成的。当胎儿宫内窘迫或新生儿窒息的时候，心输出量和平均动脉压就会下降，使脑血流量显著减少，血流量减少即可造成局部缺血缺氧，缺血缺氧的时间过久可给脑组织造成不可逆的损伤。

临床上患儿可出现意识障碍、嗜睡、反应迟钝、肌张力低下、抽风、各种原始反射消失、昏迷，甚至癫痫、脑瘫及死亡等。

缺血缺氧性脑病是新生儿窒息后的严重并发症。这种病的病情重、死亡率高，并可造成永久性的神经功能缺陷。因此，防止窒息对减少围产期死亡及预防伤残具有重要的意义。由此可见，妊娠保健至关重要，孕产妇应积极配合产检，产后复查，发现异常及时到医院就诊。

对此病的治疗方法，包括吸氧、止抽，维持有效的循环血量，监测心率、血压及尿量。同时采用支持疗法，减轻脑水肿，维持正常脑代谢等。

颅内出血

黄阿微怀了二胎，自认为有经验了，自怀孕后从未到医院做过产前检查，等临产时急急忙忙往医院赶。谁知在路上发生了胎膜早破，脐带掉了出来，接着又出来一只小脚，原来孩子是臀位。到医院后在医生的帮助下孩子生下来了，可是孩子的呼吸停止、心跳减慢，发生了重度窒息。抢救20分钟后，孩子总算有了呼吸，但不规律，接着出现了烦躁不安、哭声尖厉、时有双眼上吊、口角歪斜、前囟膨隆、张力增高、全身强直性惊厥，接着双眼瞳孔不等大、对光反应消失，经抢救无效，心跳

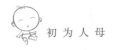

于生后6小时停止。在抢救过程中，经头颅B超监测证实为颅内大面积出血。

新生儿颅内出血是新生儿期常见的严重疾患，死亡率高，幸存者也常有神经系统后遗症。出血的部位主要为硬脑膜下出血、蛛网膜下出血、脑室周围（室内、脑实质、小脑及混合性）出血。引起出血的原因主要是缺氧性出血及产伤性出血。缺氧性出血多见于早产儿；产伤性出血多见于足月儿及异常分娩儿，以臀位产居多。

新生儿颅内出血是颅内血管破裂所引起的疾病。在异常生产时，如急产、臀位产、不恰当的胎头吸引或产钳助产、头与骨盆大小不相称等，都可因过度牵拉及撞击胎儿头部而引起颅内血管破裂，导致颅内出血。宫内缺氧、分娩过程中发生窒息，使颅内血管渗透性增加，血液从血管中溢出亦可引起颅内出血。

轻度的颅内出血，经过保静（即不轻易搬动孩子），精心护理，适当治疗，降低颅内压，应用止血药物、预防感染的抗生素及支持疗法，如输血浆及鲜血、白蛋白等，可以很快恢复。

颅内出血严重者，出生后会较长时间窒息，呼吸不容易建立，经过复苏抢救，呼吸开始后又可出现颅内压增高的症状，表现为烦躁不安、哭声尖厉、四肢强直、抽风等。经对症治疗后部分患儿出血停止，病情可于四五天后逐渐好转。也有少数患儿出血不能控制或出血量太大，需外科手术取出大的凝血块。病情如继续恶化，可致患儿呼吸心跳再次停止而死亡。存活者可留有严重的后遗症，如抽风、呆傻，生活不能自理。

对于颅内出血的孩子，必须使其保持绝对的安静，应就地治疗，避免路途颠簸加重出血而死亡。

为预防此病的发生，孕妇应做好孕期保健，发现问题及时处理，避免急产、难产、臀位产的发生。

化脓性脑膜炎

新生儿化脓性脑膜炎是由各种化脓菌引起的严重急性感染性疾病，常为败血症的一部分。由于临床症状不典型，常延误诊断。此病的并发症和死亡率均较高，神经系统后遗症发病率也高，所以要提高认识，力争做到早诊断和及时治疗。

化脓性脑膜炎是化脓菌通过血液循环到达大脑，引起脑膜的炎症并坏死，病史中多有感染史，如妈妈感染，早破水，孩子皮肤黏膜的损伤，呼吸道、消化道的病变，脐炎，皮肤感染脓疱疹等。

患儿的症状和体征常不典型，不会像大孩子那样，患脑膜炎时出现脑膜刺激症状，如头痛、恶心、呕吐、抽风等。新生儿只表现出反应差、不吃奶、体温不升、体重下降、肤色青紫或苍白、呼吸暂停或不规则等症状。大一点儿的孩子可有烦躁、发烧、呕吐、尖声哭叫、惊厥、前囟膨隆、张力增高、颈抵抗，也可出现黄疸、肝脾肿大、皮肤有出血点或全身的感染灶，如肺炎、脓胸等。

血液化验结果是：白细胞增高，以中性粒细胞增高为主，多见核左移及中毒颗粒；血红蛋白及血小板减少。

这种患儿除做上述化验检查外，最关键的是做常规腰穿脑脊液的检查，即脑水的检测。脑水外观混浊，似米汤样，白细胞可达数百个至数万个。另外，血培养约有50%以上为阳性，即血培养中有细菌生长。

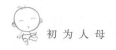
　　新生儿化脓性脑膜炎的致死率及致残率均较高，幸存者可留下失聪、失明、癫痫、脑积水，智力和运动障碍等后遗症。因为早期症状的不典型，所以对那些怀疑有败血症的孩子应尽早做脑脊液的检查。一旦确诊就应足量全程地治疗，即抗生素足量，疗程要够，避免复发，并将后遗症的发生率降到最低。

　　对于家长来讲，孩子一旦被怀疑患有化脓性脑膜炎，就应积极配合医生的检查和治疗。对脑脊液的检查（腰椎穿刺）是提高诊治准确率的必要手段，家长应给予支持。

营养及代谢性疾病

新生儿佝偻病

　　新生儿佝偻病与大孩子一样也是由于钙、磷和维生素D缺乏而引起的。患有此病的孩子一出生就表现为前囟增大，往往大于2.5厘米×2.5厘米，矢状缝增宽，前后囟增大相连，侧囟门不闭（出生后侧囟门应已闭合），顶骨、枕骨呈乒乓球感，囟门边缘软，吸气时胸骨柄下凹，呈现漏斗胸。日龄较大者在肋骨软骨端可触及圆形突起，称之为"串珠"。还可见方颅，孩子易哭闹、烦躁、睡眠少（俗称夜哭郎），同时伴有多汗、发惊等。

　　病史中有妈妈在孕期反应较重、户外活动少、日光照射不足、有腓肠肌痉挛及腰骶部酸痛史。胎儿在最后3个月每天从母体得到钙100毫克/千克～150毫克/千克，磷75毫克/千克。据估计，胎儿80%的骨质钙化发生在妊娠最后3个月。当早产、多胎，妈妈又未注意孕期补充钙时，其分娩的新生儿就会发生先天性佝偻病，即一出生就表现出佝偻病的症状。还有的新生儿因为其他病症不能进食，靠静脉输液补充营养，或长期使用利尿剂而引起佝偻病。

此病的诊断并不难，关键是治疗。新生儿钙的需要量是每天300毫克，除奶中供给的之外，应另外补充不足部分；维生素D每天应为400～800国际单位，症状明显者可加大剂量，口服维生素D2000～3000国际单位，或采用突击疗法，肌注维生素D220万国际单位。一个月后复查，病情稳定后再改预防量。

先天性佝偻病的预防应从妊娠后期开始，可于孕28周起给予孕妇维生素D1000国际单位／天。新生儿出生后2周开始继续服用维生素D400国际单位／天，早产儿每天用量为800～1000国际单位，连续服用3个月，然后改为每天400国际单位，这样可以防止佝偻病的发生。

新生儿低钙血症

正常足月分娩的孩子，如果最初两天一般情况良好，但第三天突然出现抽搐，除了要想到中枢神经系统疾病外，还要想到新生儿低钙血症这一疾病。

新生儿低钙血症又分为早期低钙血症和晚期低钙血症。早期低钙血症，即出生72小时内发生；晚期低钙血症，指的是出生后72小时到3周发生的低钙血症。前者多见于早产儿、难产儿及妈妈伴有各种高危因素者，如妊娠高血压综合征、糖尿病等；后者多为足月儿，主要为人工喂养儿，喂的是高磷低钙的配方奶。另外还有出生3周后发生的低钙血

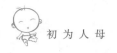

症，多见于维生素D缺乏或先天性甲状旁腺功能低下的孩子。

低钙血症的临床表现可轻重不一，主要是神经肌肉的兴奋性增高，具体表现为惊跳、手足抽搐、震颤、烦躁、易激惹、惊厥等。新生儿抽搐时常伴有不同程度的呼吸改变、心率增快和发绀，也可因胃肠平滑肌的痉挛引起严重呕吐。最为严重的表现是喉痉挛和呼吸暂停。

心电图也可有改变。血钙浓度小于2毫摩尔/升，早产儿可小于1.75毫摩尔/升或血清游离钙小于0.9毫摩尔/升～1毫摩尔/升。

治疗此病的方法是：当出现惊厥或其他明显神经肌肉兴奋症状时，应静脉补充钙剂，可用10%的葡萄糖酸钙每次2毫升/千克，以5%的葡萄糖溶液稀释缓慢静脉输入。以每分钟1毫升的速度为宜，以免注入过快引起循环衰竭和呕吐等毒性反应。钙剂不能和碳酸氢钠同时静脉输入。尽量不要用氯化钙，以免引起代谢性酸中毒。不能肌肉注射，更不能渗漏到皮下引起组织坏死。若症状在短时间内不能缓解，应同时给予镇静剂。惊厥停止后改为口服钙维持，使血钙维持在2毫摩尔/升～2.3毫摩尔/升。

另外，对此病的治疗，调节饮食是很重要的，应强调母乳喂养或用钙磷比例适当的配方奶。同时也要治疗引起低钙血症的原发病。

此病发作时直接威胁孩子生命，但很少引起中枢神经系统的器质性损害。

新生儿低血糖

一位肥胖产妇体重90千克，分娩一女婴，体重5200克，大家都来看望这对母女。可是，孩子对外界反应不是很好，不但不理来者，反而直着嗓子哭闹，四肢肌张力增高，时有抖动，口周还出现阵阵发绀。询问妈妈病史，得知妈妈在妊娠期间患有糖尿病。医生诊断孩子可能存在低血糖问题，经取血化验证实这一诊断，对症治疗半个月，孩子病情平稳，痊愈出院。

新生儿血糖低于2.2毫摩尔/升即符合新生儿低血糖诊断指征，现在多在2.6毫摩尔/升以下给予干预。

新生儿低血糖症又可分为一过性和持续性两种，以一过性低血糖多见。一过性低血糖与糖产生减少、糖原储存不足、消化过多和一过性胰岛素过多有关；持续性低血糖与先天性代谢缺陷和胰岛细胞增生有关。因为血糖低可引起脑损伤，目前国内多采用血糖低于2.6毫摩尔/升为临界值，低于此值时应立即给予干预。

有些新生儿血糖很低但常缺乏症状，同样血糖水平的患儿症状轻重差异也很大，其原因尚不明确。无症状性低血糖患儿比有症状性低血糖患儿多10～20倍，主要表现为反应差、阵发性发绀、震颤、眼球不正常转动、惊厥、呼吸暂停、嗜睡、不吃等，常伴有多汗、苍白及反应低下等。

患有低血糖症的新生儿，妈妈多有糖尿病、妊娠期高血压综合征，以及由新生儿窒息、新生儿呕吐、摄入量不足等因素引起。

对于此病，预防比治疗更为重要。对于可能发生低血糖的新生儿，应从其出生后1小时即开始喂10%的葡萄糖液，每次5毫升/千克～10毫升/千克，每小时一次，连续3～4次。出生后2～3小时提早喂奶，24小时内每2小时喂一次，直到血糖水平稳定。窒息儿及症状重者可静脉输液治疗，在输液过程中要监测血糖，调整速度，维持血糖水平在2.6毫

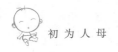

摩尔/升以上，同时调整奶量次数。患糖尿病的妈妈所生的孩子治疗时间需要几天到几周。

晚期代谢性酸中毒

健康新生儿于生理体重下降后，其体重会迅速回升，可以说孩子是一天一个样。但是，也有的孩子，长到三四周后家长会发现孩子的体重不长了，而且四肢肌张力降低了。原来四肢能抓能踹的动作少了，全身皮肤有些苍白，精神状态也不如以前，可是吃奶并不影响。孩子到底患了什么病呢？

新生儿很娇弱，肾功能发育不完善，肾脏排酸能力不足，致使酸性代谢产物在体内蓄积。再加上用蛋白质含量高的奶喂养，尤其是酪蛋白高的配方奶，其酪蛋白与乳清蛋白比是82：18，导致体内蓄积了代谢产物，即酸性物质，引起上述症状，形成酸中毒。这种病在医学上被称为"晚期代谢性酸中毒"。

新生儿晚期代谢性酸中毒的症状均非特异性，当新生儿患感染性疾病或其他疾病时，也可出现类似的症状。如有的新生儿出现反应低下、食欲减低、腹胀、腹泻、皮肤苍白、贫血；有的体重下降，甚至出现呼吸暂停。此病持续时间一般为两三周，严重病例者血的pH值可降至7.23左右。

此病的病因与喂养关系密切。因为母乳中乳清蛋白与酪蛋白的比例合适（60：40），所以应大力提倡母乳喂养。但是，母乳不足者或因各种原因不能母乳喂养的，最好选用配方奶进行人工喂养，可避免此病的发生。

对有症状和酸中毒较重的患儿可用碳酸氢钠治疗，常用量为每日5毫摩尔/千克，静脉注射或加入奶中分次喂服，治疗两周症状可逐渐好转。要根据中毒程度的减轻调整碳酸氢钠的剂量，调整饮食后也可缩短疗程。

钠代谢紊乱

钠是人体不可缺少的一种电解质，主要存在于细胞外液中，约占40%，而在细胞内液中含量为9%，在骨骼中含量为47%。人体的钠分为可交换性钠和非交换性钠，存在于细胞外液和细胞内液的钠全部为可交换性钠。机体利用可交换性钠维持钠的浓度。

足月新生儿血清钠在130毫摩尔/升～150毫摩尔/升，如小于130毫摩尔/升或大于150毫摩尔/升，即为低钠血症或高钠血症，主要表现为精神反应差、不吃奶、体重不升。正常血清钠的维持是肾脏在抗利尿激素（ADH）、醛固酮、利尿激素和交感神经系统等的综合作用下，适当增减钠和水的排泄而完成的。肾脏是调节水、电解质和酸碱平衡的重要器官。新生儿尤其是早产儿，肾脏的调节功能不成熟，肾浓缩能力低，排泄同量溶质所需水量较成人多。在摄水量不足或失水增加时，易超过肾脏浓缩功能的限度，发生代谢产物潴留和高渗性脱水。

另外，足月新生儿呈正钠平衡以供生长所需，因为血浆醛固酮较高，远端肾小管吸收钠也较多，但当钠负荷增加时，肾排钠能力低，使钠易于潴留。而早产儿肾上腺皮质对血浆肾素与远端肾小管对醛固酮的反应均低，保钠能力差，基础排钠量较多（负钠平衡），易于失钠。由于上述生理特点，新生儿容易发生高钠血症或低钠血症。

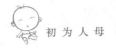

对新生儿钠代谢紊乱的治疗，首先是确定病因；其次是治疗原发病，使血清钠恢复到正常水平。在治疗过程中，要密切进行临床观察，记录出入水量。低钠血症要供应钠量，而高钠血症要控制钠的入量。

 ## 新生儿感染性疾病

新生儿脐炎

脐带是胎儿摄取营养、排泄废物的主要渠道。新生儿出生后，脐带也就完成了它的历史使命。故于腹部一二厘米处给予剪断结扎，待残端干枯脱落。但是，有时脐带不但没有很快干枯，反而局部出现了脓性分泌物，并带有难闻的臭味，或脐窝周围组织皮肤发红，这就是新生儿脐炎。引起脐炎的主要元凶是金黄色葡萄球菌和大肠杆菌。断脐时和断脐后，局部不注意消毒杀菌即会发生脐炎。切莫轻看脐炎这区区小病，如处理不当也可酿成大病。它可因细菌入侵组织引起腹壁蜂窝组织炎、腹膜炎、败血症等疾病。

例如，一名产妇分娩出院后，将孩子已快脱落的脐带再次用自认为干净的粗布包扎起来，一包就是10天。当孩子开始发热、拒乳、精神差时，家长才抱孩子到医院就诊。医生检查发现，孩子腹部皮肤已形成一个鸡蛋大小的脓疱，局部需切开引流。诊断结果是孩子患了蜂窝组织炎、败血症。此时家长后悔莫及。

要想杜绝新生儿脐炎的发生，就要重视脐部护理。首先要采用新方法接生，用消毒的剪刀断脐带，局部碘酒消毒后保持干燥即可，不必包扎。在脐带脱落前每天用浓度75%的酒精消毒，上、下午各一次，持续到脐带脱落、局部干燥为止。包尿布时不要盖上脐部，避免尿液污染脐部。每日要为孩子洗澡，保持全身皮肤清洁，脐局部洗湿后用酒精消毒处理、保持局部干燥即可，不必单独留出脐部不洗。脐带快脱落时，局部可有少许血性分泌物，这属于正常现象，不必紧张，继续用浓度75%的酒精擦拭即可。如已发生脐炎，或局部分泌物较多并伴有臭味时，应到医院就诊治疗。处理的方法一般是局部用浓度3%过氧化氢清洗，涂少量的莫匹罗星软膏，再用抗生素给予全身抗感染治疗。

如脱落后脐部仍有少许分泌物持续不断，就要扒开脐部皮肤观察是否脐根有残留或肉芽增生，如形成脐芽可到医院处理，医生用消毒的剪刀剪去脐芽，局部涂浓度4%的碘酒烧灼，很快就会结痂痊愈。以后由于身体内部脐血管的收缩，皮肤被牵引会凹陷而成脐窝，即平时所说的"肚脐眼儿"。

新生儿破伤风

新生儿破伤风也叫"四六风"，是由破伤风杆菌侵入人体内所引起的一种急性传染病，多见于旧法接生的新生儿。目前在城市，由于广泛采用新方法接生，破伤风已经绝迹，但在偏远的农村还时有发生。破伤风发生的主要原因是采用旧法接生，用未消毒的剪刀断脐，既不用碘酒、酒精消毒，也不用消毒敷料，常用一块"新布"或"新棉花"盖上脐带。因为怕受风，除了3天后接生婆来打开看看以外，谁也不敢动一动这块"神圣宝地"。这种做法给破伤风杆菌的入侵创造了良好的机会。破伤风杆菌是一种不喜欢空气的细菌，医学上称之为"厌氧菌"。

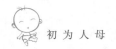

这种缺氧环境和脐带残端组织坏死的条件，正是厌氧菌繁殖的良好培养基。在脐部繁殖的破伤风杆菌，大量分泌出破伤风毒素，作用在人体主管肌肉的神经上，就会引起全身肌肉的抽搐。从细菌入侵到发病一般为4～14天，最常见的是4～6天，故民间叫作"四六风"。民间流传着这样的谚语："四六风，四六风，得了四六风，十个九丧生。"

从细菌入侵到发病的时间为潜伏期，潜伏期越短，说明细菌毒性越强，抽风也越频繁，病情也越重。反之，潜伏期时间越长，病情也就越轻，预后也就越好。

孩子得病后，家长首先发现的是其嘴张不开，不会吃奶，哭声变小，面部因肌肉收缩而呈现似笑非笑、似哭非哭的苦笑面容。患病第二天，孩子出现四肢一阵阵发紧，上肢过度屈曲，抽搐，喉头痉挛，呼吸暂停和缺氧引起皮肤青紫等症状。持续1～2分钟后可自行缓解，但严重者呼吸暂停时间过长，抢救不及时往往造成死亡。

经过积极治疗和精心护理，如果能度过频繁抽风的痉挛期，病情可逐渐减轻，但全身肌肉发紧、角弓反张的症状要持续一两个月。

如果出生后4～8天发病，牙关紧闭、"苦笑"面容、刺激后诱发痉挛，早期无典型表现，可用压舌板检查患儿咽部，若越用力下压，压舌板反被咬得越紧，可确诊。

治疗破伤风，除常规使用抗毒素外，主要是对症治疗；止抽、抗生素预防感染，脐部处理，保证体液的摄入量。此病的死亡率较高，治疗时间较长。采用预防措施，如新法接生，脐带严格消毒、保持局部干燥，此病即可绝迹。

新生儿败血症

细菌侵入新生儿体内，并在血中繁殖，在医学上称这种病为"新生儿败血症"。在血液中繁殖的细菌，又可随着血液循环被送到全身各处，所到之处均可引起局部发炎。例如，细菌随血液进入胸腔后可引起胸膜炎，到了肺脏可引起肺炎、肺脓肿，到了脑可引起脑膜炎或脑脓肿，到了肝脏可引起肝脓肿等。

由于新生儿免疫功能低下，皮下血管丰富，因此任何轻微感染都易导致败血症。细菌通过新生儿破溃的皮肤、消化道、呼吸道的黏膜以及脐带断端等与外界环境直接接触的地方入侵后，很快可通过皮肤黏膜的丰富毛细血管网扩散到全身。也可能因为妈妈患有感染性疾病，通过胎盘、脐带传给胎儿，或因胎膜早破、羊水污染引起宫内感染。在出生后3天内发病的多为宫内感染，以大肠杆菌和链球菌感染为主；3天后发病者多为产后感染，以葡萄球菌感染为主。

由于每个新生儿个体发育成熟及防御能力有差异，其临床表现也不尽相同。对细菌反应强烈的新生儿可有体温升高、面色苍白、腹胀、发憋等症状。新生儿中枢神经系统受到侵害的可有烦躁、易激惹、发惊，甚至抽风等症状，也可使本来已经消退的黄疸复现。皮下可见出血点，心音低纯，心率快，呼吸困难或不规则，肝脾肿大，进行性贫血，少数严重病例可并发休克、硬肿症或弥漫性血管内凝血。

另一些反应较差的孩子，如早产儿、低体重儿，也可只是精神反应稍弱，面色苍白，皮肤发花，体温仅在37.5℃或体温正常，体重减轻或持续在一个水平，吸吮无力或拒乳，呕吐，哭声低弱，少动呈软弱无力

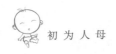

状，皮肤呈黄绿色。对这种病人就要提高警惕，因为新生儿败血症的后果与诊断早晚、治疗是否及时、选药是否恰当等因素密切相关。早诊断早治疗者大多数可以治愈。

新生儿发热

新生儿虽然已具有保持体温相对恒定的能力，但是由于体温调节中枢神经发育不完善，体内产热与散热的过程保持动态平衡较差，因此经常见到新生儿体温不升或过高。

体温升高是新生儿时期常见的一种临床症状。正常新生儿的肛温在36.2℃～37.8℃，腋下温度较肛温稍低，在36℃～37℃，当温度超过此范围时即称"发热"。

新生儿发热可分为非感染性和感染性两种。由于新生儿体温调节中枢发育不全，产热和散热易失去平衡，在环境温度较低时，新生儿代偿性产热的重要途径是增加氧耗、提高新陈代谢率。其产热方式，不是依靠寒战来产热，而是非寒战性产热、化学性产热，在棕色脂肪组织中进行。其散热方式与成人完全相同，当环境温度等于或超过体表温度时则主要是通过蒸汽散热。当散热与产热失去平衡，产热大于散热时，就会出现发热。

在一个适宜的环境温度中，只需最低的新陈代谢率就能维持正常的体温，且蒸发散热也最少，此种环境温度称为"中性环境温度"（或简称"中性温度"）。一个正常新生儿在穿衣服以后，要求室内温度低限度在25℃，即中性温度为25℃。

当环境温度高于中性温度时，机体通过增加蒸发散热的形式，以保持体温在正常或正常偏高的范围内，若环境温度过高，超过机体调节范围时则会引起发热。新生儿对高热的耐受力较差。当喂养不当、水的摄入量不足、环境温度过高（如包得过厚）时，孩子的体温就会升高，出现烦躁、哭闹、全身皮肤潮红和尿少等症状。当体温超过40℃并持续较长时间时，不但可引起惊厥，还可产生永久性的脑损伤，造成神经系统后遗症。此病诊断为"捂热综合征"。

新生儿感染性发热是由细菌、病毒等感染所致，也可使体温升高，根据病情，孩子的反应轻重不一。

对于此病的处理，应采取降低环境温度、治疗原发病、补充水分、物理降温等方法。要注意体温不宜降得过低，应遵医嘱谨慎使用退热药。

新生儿皮肤病

新生儿脓疱疹

一些化脓菌，如金黄色葡萄球菌、链球菌等，经常存在于人们的皮肤上。成人由于皮肤表面角质层厚，对皮肤可起到保护作用，致使细菌不易通过皮肤进入体内。但新生儿就不同了，新生儿皮肤发育尚未完善，角质层薄，表皮及真皮之间联系差，皮下又有丰富的血管网，因此防御功能不如成人。粗糙的被服及护理人员指甲的轻轻摩擦都能损伤新生儿娇嫩的皮肤。脖子、腋下及大腿根部等通风不良处，由于汗液或尿液的浸泡、衣服的摩擦，很容易糜烂，是细菌容易侵袭的地方。

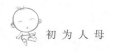
新生儿脓疱疹在炎热的潮湿季节发病率较高。最初局部可见到小米粒到绿豆大小的脓疱,呈黄色,脓疱壁极薄,内含黄色混浊液体,不黏稠。脓疱周围的皮肤充血不明显,有的脓疱红晕明显,而且红晕之间可融合成片。当脓疱破后,基底可显出红色皮肤,痊愈后不留色素沉着及疤痕。

根据上述临床症状,新生儿脓疱疹不难确诊。脓疱虽小,也要注意防止其扩散,因为本病为接触传染,易自身接种和互相传染,很易在新生儿室内发生。皮肤出现脓疱疹,应积极采取措施,以免发生皮下坏疽,甚至引起全身性感染,引发败血症等,危及新生儿生命。新生儿脓疱疹的治疗一般是采用全身疗法与局部疗法相结合。可用消毒棉棒蘸浓度75%的酒精擦破排脓后,局部涂以莫匹罗星(百多邦)软膏,涂的面积不要过大,以便观察局部有无发展。脓疱疹较多者,如遍及全身,除局部处理外,每日可用小檗碱水洗澡,清洁皮肤,尿布要勤换,并给予全身治疗,及早应用抗生素。对于那些脓疱疹引起并发症的患儿,则需住院治疗。

预防此病的方法:患有化脓性皮肤病的医务人员或家属,均不能与新生儿接触;在新生儿室将患儿隔离,并将新生儿室每日通风消毒;给新生儿洗澡后一定要将褶皱部位擦干,保持干燥。

新生儿皮下坏疽

皮下坏疽是新生儿时期一种严重的皮下组织急性化脓性感染,以冬季发病较多,在我国北方寒冷地区发病率较高,病情发展甚快,短时间内病变范围可迅速扩大,易伴败血症,死亡率较高。病菌多为金黄色葡萄球菌、大肠杆菌及绿脓杆菌。

发生此病是由于新生儿的皮肤发育尚未完善，屏障机能较差，加之患儿经常仰卧，受大小便浸泡，引起局部皮肤损伤而致细菌侵入。皮下坏疽好发部位是身体的受压处，多见于臀部和背部，也可发生在枕部、颈部、骶尾部、会阴部等。局部可有红、肿、热，压之局部变白，边界可以很清楚。病变在数小时内可迅速扩大，中心区变成暗红色，有漂浮感。晚期病例皮肤呈紫黑色，甚至溃破后有稀脓液流出。

患病后，患儿的表现首先是哭闹、拒食、发热等。并发败血症时可有嗜睡、体温不升等症状，甚至出现感染中毒性休克，呼吸和肾功能衰竭而死亡。

新生儿皮下坏疽诊断并不难，关键是治疗，因为预后与就诊早晚和治疗正确与否有关。治疗应采用全身性治疗法，选用强效的抗生素，还需要配合支持疗法、输血浆或鲜血等。局部切开引流，一般数月后才能愈合，并会留有明显的疤痕。

预防胜于治疗。对新生儿不能仅仅满足于让其吃饱穿暖，也要注意清洁皮肤，防止细菌感染。

新生儿剥脱性皮炎

新生儿剥脱性皮炎又名葡萄球菌性中毒性表皮坏死松解症，也叫金黄色葡萄球菌型烫伤样皮肤综合征，它是由凝固酶阳性的金黄色葡萄球菌引起的。这种菌可产生表皮松解毒素，造成皮肤烫伤样损伤。此病多见于1～5周的新生儿，发病前多有体内病灶。初期在面部口周或眼睑四周、颈、腋、腹股沟出现暗红色红斑，后迅速蔓延到躯干和四肢近端，

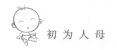

甚至泛发到全身。先出现皮肤起皱、松弛性大泡，并大片脱落，然后出现鲜红色的糜烂面，呈烫伤样改变，接着渗液结痂，多数还伴有唇炎、口腔炎、结膜炎、发热、腹泻、腹胀、烦躁、嗜睡等中毒症状。患儿可于发病的1周内死于脓毒败血症或肺炎。病程一般为一两周，死亡率为5%左右。

此病根据临床表现诊断并不困难，但是由于死亡率高，病情发展又非常迅速，所以发现异常就应及时到医院就诊。

治疗多选用广谱抗生素，同时还要采取全身支持疗法，输新鲜血液、血浆、白蛋白等来提高全身的抵抗力，并防止病情进一步加重。可局部涂抗生素药膏，以抗菌、保护为原则，每日一两次。预防要点：做好新生儿的清洁卫生，防止交叉感染，室内空气要新鲜。

新生儿毒性红斑

新生儿出生时，全身皮肤红嫩光滑。可是有部分新生儿，在出生两三天后，突然全身出现皮疹，有的为单独、分散的圆形或椭圆形，边界不清，略有浸润的红斑，中央有淡白色或淡黄色丘疹或风团，个别病例可于其上发生小脓疱；也有的出现麻疹样或风团样。皮疹或融合成片，用手压之可见密密麻麻的黄色似黄米粒样的疙瘩，常发于躯干、背部、臀部、四肢等处，尤以臀部、背部为多；皮疹可大小不等，数目可多可少。发病时，孩子可有烦躁，哭闹等症状，少数新生儿还伴有眼睑浮肿。多数皮疹可于两三天后自行消退，但可有新的散在皮疹出现，皮疹7～10天痊愈，不再有新的发生，皮肤转为光滑。

这种皮疹医学上叫"新生儿红斑"，也叫"新生儿毒性红斑"。病因现在尚不完全清楚，可能是由于肠道吸收的致敏物质或母体的激素通过胎盘、乳汁进入新生儿体内引起的变态反应。也有人认为这是病毒感染或由于母体供给的雌激素水平突然中断所致。

此病为良性病变，可自行消退，不需要特殊治疗。遇有较严重病例，如皮疹上伴有脓疱，可用浓度为75%的酒精涂擦患处，或用小檗碱药浴，也可用地塞米松1毫克肌肉注射，皮疹可很快消失。外用爽身粉，每日两三次，也可奏效。在孩子哭闹、烦躁明显时，要给孩子适当增加喂水量。

新生儿毒性红斑，由于皮疹无特异性，在新生儿室数人一起发病时，如果对此病认识不足，可误认为传染性皮疹；或因妈妈或新生儿用过某种药物，可误认为药物性过敏皮疹。在诊断时要掌握这种病的最大特点是皮疹突然出现，但又很快消失，消退后皮肤可无改变。当新生儿全身出现皮疹之时，要观察皮疹的形状，了解病史，对于新生儿脓疱疹、新生儿皮下坏疽等病一定要特别注意，并给予积极治疗。但对新生儿红斑，可以不必紧张，待其自行消退。

新生儿湿疹

有些刚出生几天的小婴儿的脸上、头顶上会零零散散地长出几个小米粒大的疙瘩。没两天，孩子脸上的小疙瘩合成片了，并有黄色半透明的黏稠液体渗出，还有股腥臭味；双眉及顶部渗出结痂，似盖了一层黄色锅巴，而且越来越厚，后来波及双耳旁、颈部、躯干及四肢。严重时，皮肤发红、糜烂，露出鲜红色的细嫩而潮湿的创面。孩子奇痒难忍，经常用两只小手去抓，影响睡眠，时有烦躁哭闹，皮疹好发部位的

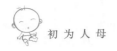

皮肤也显得特别粗糙。这种皮疹就是新生儿湿疹。

新生儿湿疹的病因多与变态反应有关，主要原因可能是对异体蛋白过敏，如奶类，不论是配方奶还是母乳，均可引起新生儿过敏。易出皮疹的新生儿多数较肥胖，且为渗出性体质，加之包裹得过严、天气炎热等因素，均可使新生儿湿疹加重。

新生儿比成人易患湿疹，还因为新生儿皮肤发育不完善，皮肤的角质层薄，毛细血管网丰富，内皮含水及氯化物较多，所以很容易发生变态反应，也就是平常所说的过敏反应。

湿疹的治疗很简单，对有渗出结痂的地方，先用植物油（如花生油、大豆油）煮开放凉后涂在患处，经一两小时后用温水洗去痂皮，再用浓度为0.5%的呋喃西林溶液湿敷15分钟，然后涂上雷夫奴尔软膏，经上述处理一两天后，待局部无渗出时可改涂治疗湿疹的药膏，如维生素B_6、糠酸莫米松软膏或肤乐霜软膏，每日一两次。一般经治疗7～10天湿疹可好转，但湿疹会经常反复，故应找出过敏原。

尿布性皮炎

尿布性皮炎也叫"红屁股"或"臀红"，是孩子，尤其是新生儿常见的皮肤病。顾名思义，尿布性皮炎通常在包尿布的区域发生。皮肤呈现红色并伴有红色小丘疹，丘疹多独立存在。臀部皮肤可红肿、糜烂、流水，也可蔓延到外生殖器，如男婴的阴囊皮肤破损、大腿内侧皮疹融合等，也可形成溃疡面。

此病的病因是新生儿的皮肤薄嫩，尿布被大小便污染后，如不勤换尿布，大小便内含有的尿素经细菌分解可产生氨，刺激皮肤而发生皮炎。尿布未洗净，上边沾有肥皂粉等碱性物质；使用不透气的尿布；尿布与皮肤摩擦等，都会加重尿布性皮炎。

治疗尿布性皮炎的方法首先是勤换尿布。如果患儿已经发生局部溃烂，应将其臀部洗净后涂少许消过毒的植物油，并保持臀部干燥，溃烂严重的话应在医生指导下涂药。要避免用肥皂洗患处。尿布应采用透气好的细软的棉布为好，而且一定要洗净。每次清洗臀部后，可在局部涂护臀霜、氧化锌油剂、鞣酸软膏等，保持局部干燥清洁。此病预防胜于治疗，预防工作做得好，可防止尿布性皮炎的发生。

新生儿摩擦性红斑（褶烂）

刚刚出生的孩子，妈妈母乳足，加上孩子的胃口好，不足半个月，小脸圆了，出现了双下巴。新生儿本来脖子就短，由于肥胖，脑袋就好像直接长在两肩中央似的，四肢及躯干的脂肪也迅速地堆积起来，小胳膊小腿如同藕节一样，又白又嫩，衬托着他圆圆的粉红色的面颊，可爱极了。

由于天气炎热，又胖，孩子的身上总是汗渍渍的。在给孩子洗澡时，妈妈会发现孩子的脖子底下、腋下、腹股沟及四肢关节处的屈面出现了潮湿红斑，有渗液，颈部还出现了糜烂，露出鲜红色的嫩肉。这就是人们俗称的"皮肤淹了"，医学上称之为"摩擦性红斑"或"褶烂"。

此病发生的原因是：皮肤表面密切接触，热量不易散发；局部汗液的浸泡；皮肤皱褶处互相摩擦；细菌的侵入等。皮损常发生在颈部、腋窝、肘弯、大腿内侧和阴部等处，最初表现为局部皮肤充血性炎症，

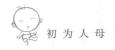

所以这种病也叫"褶烂"。褶烂本是小病，但易继发脓菌及念珠菌的感染，可使局部初起时边缘清楚的鲜红色红斑继续发展，出现浸渍发白、糜烂和渗液，也可产生脓疱，故不可掉以轻心。

此病主要以预防为主，注意清洁卫生，每日洗澡后将皱褶处擦干，并晾干皮肤。皮损发生后，如已发生糜烂、渗液，可用氧化锌油剂涂于患处，以保持局部干燥及预防感染。也可用消毒的纱布将皮肤与皮肤分开，使局部透气干燥，这样患处很快就会愈合。

此病与尿布性皮炎的区别是：尿布性皮炎在不接触尿布的皮肤皱褶处、腹股沟、臀缝，摩擦也可不发病；摩擦性红斑是在皮肤皱褶处，由于局部热量不易散发，尤其在炎热的季节，局部出汗较多，形成温暖潮湿的环境，再加上活动时皮肤相互摩擦而产生。

药物性皮炎

新生儿很娇嫩，任何的疏忽均可引起不良后果。例如，一位妈妈由于某种疾病需用药物治疗，孩子吸吮了妈妈的乳汁后，次日全身出现了荨麻疹样的皮疹。到医院时孩子被诊断为药物性皮炎，是因为吸吮了妈妈的乳汁而引起的过敏所致。

药物性皮炎是由药物引起的一种皮肤及内脏的过敏，它可以通过口服、注射、外用、灌肠及吸吮含有药物的乳汁等途径发生。新生儿也可通过皮肤接触引发此病。

药物性皮炎的表现对于大孩子来讲可以是多种多样的，但就新生儿而言，因其用药面较窄、时间较短，一般多为红斑、丘疹、麻疹或荨麻疹样的皮疹，严重者可出现大疱样皮肤松解及剥脱性皮炎。这种病还可并发心、肾、肝脏的损害，发生过敏性休克者可在数分钟内死亡。因此，对于新生儿和哺乳妈妈的用药一定要慎重，必须警惕及预防药物疹的发生。新生儿一旦发生过敏反应，应立即停药，并给予一些抗过敏的药物，如维生素C、钙剂等。严重者必须到医院就诊，以避免不良后果的发生。

哺乳的妈妈用药要慎重，对一些可产生过敏及易分泌到乳汁中的药物最好不用。如果妈妈使用了催产素及甲硝唑类药物，哺乳后可使新生儿期黄疸加重及持续时间延长。因此，哺乳期用药应咨询医生，切勿擅自用药。

新生儿硬肿症

新生儿硬肿症是指新生儿期发生的全身性或局部发冷，皮肤和皮下脂肪变硬，同时伴有水肿，触感像"硬橡皮"样的一种严重疾病。此病在新生儿疾病中死亡率很高，可达30%～50%。

这种病多发生在寒冷的季节。刚刚出生的新生儿，在保暖比较差的情况下，并发肺炎、窒息或其他感染性疾病时均可诱发新生儿硬肿症。即使在炎热的夏天，早产儿也易发生此病。这是由新生儿的生理特点所决定的。新生儿的体表面积按每千克体重计算，比成人相对大，散热量也比成人多。但新生儿皮下脂肪又远少于成人，保暖能力差。新生儿体内有一种叫作"棕色脂肪"的组织，当体温下降、体内能量不足时，体温中枢即会下令去分解氧化棕色脂肪，释放出能量，供机体需要。当棕色脂肪被耗尽后，代偿性产热就失去了物质基础，这时新生儿体温就会更低。

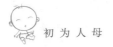

初 为 人 母

　　另外，因新生儿皮下脂肪中固体脂肪酸与液体脂肪酸的比例比成人高，其凝固点也比成人高。成人体温降到17℃时脂肪组织才凝固，而新生儿的体温在35℃时脂肪组织即开始凝固了。当新生儿受寒冷刺激体温下降到35℃以下时，全身皮肤均可出现硬肿。先从面部、双上肢三角肌、双下肢大腿外侧开始，以后逐渐扩大到胸、腹、臀、躯干乃至全身，这时可影响孩子的吸吮、吞咽、呼吸、大小便的排泄等。硬肿的皮肤呈现暗红色，渐变为青紫色。由于皮肤变硬，新生儿的活动也减少，并伴有哭声细小。由于体温过低，血液循环也就受到了影响，血流缓慢，血液瘀滞，毛细血管通透性增加，很容易并发出血。新生儿硬肿症造成死亡的原因之一即为肺出血。一旦发生肺出血，医治起来就困难了，所以此病关键还是在预防。

　　硬肿症根据体温及皮肤的硬肿诊断很容易，又可根据硬肿的面积分为轻度，中度、重度。硬肿范围小于20%体表面积为轻度，达到20%～50%时为中度，大于50%时为重度。对于新生儿硬肿症的预防，出生后的保暖十分重要，要注意不要使孩子的体温降得过低，分娩后要在2～4小时内让新生儿的体温升到正常范围。早产儿也是如此，可将早产儿放进暖箱中升温。足月儿如有并发症者也应尽量保暖，防止硬肿症的发生。近年来，有许多国家和地区采用袋鼠式保暖，也就是让刚出生的宝宝在母亲或父亲的怀中，让大人的体温来保证孩子的体温在正常范围内，收到了很好的预期效果。

　　对于已经发生硬肿症的新生儿，如仅在颊部及双上肢三角肌处，可采取保暖并注意补充液体及摄入量的方法，一般在一周左右可痊愈。中度以上的硬肿症患者必须住院治疗。如果入院前低温时间较长，复温不

164

宜过快，一般用已预热的暖包包裹，或置于26℃温箱中，箱温每小时提高1℃，直到30℃～32℃为止，其他如温水浴、中药浴、超短波、远红外辐射治疗台等均可试用。争取用12小时左右的时间使孩子体温达到正常水平。另外，就是通过喂养保证热量供给充足，使用抗生素预防感染等。护理方面，最好专人护理，详细记录，严密观察，特别要注意口腔的护理及勤换体位。

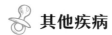 ## 其他疾病

鹅口疮

在喂养孩子的过程中，你可能会偶然发现其口腔中长出一层白色的膜。这种膜看上去似挂上的奶皮，但不易擦去，若自行擦拭则留下潮红色基层，似溃疡。发病开始时舌苔变厚、双颊黏膜上散在白膜，随着病情的发展，可遍及全口腔，至上腭、悬雍垂、扁桃体乃至食道黏膜。这时便会影响孩子吃奶，引起呃逆、呕吐及吞咽困难。孩子虽然腹中饥饿，但因口腔疼痛，乳头含在口中不敢吸吮而摇头拒乳。这就是人们常说的"白口糊"，医学上称之为"鹅口疮"。

造成鹅口疮的原因是新生儿免疫功能低下，在喂养过程中不注意卫生，喂奶器具消毒不严，或用不洁之物擦口腔；妈妈患有霉菌性阴道炎，新生儿也可经产道造成感染；婴儿出生后的头三四个月，由于唾液分泌量较少，口腔黏膜比较干燥，霉菌在这时便乘虚而入，在口腔中生长繁殖。

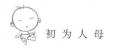

新生儿因某种疾病服用抗生素时间过长，致使新生儿肠道菌群紊乱也是引起鹅口疮的致病因素之一。因此，不可给新生儿滥用药物，如因疾病必须用药时，要在医生的指导下用药。

病情严重者可蔓延到消化道，引起霉菌性肠炎。如果霉菌进入血液循环，也可发生霉菌性败血症而危及生命。

治疗鹅口疮最简单的方法是制霉菌素片研碎后涂口腔，在用之前先用浓度为1%的碳酸氢钠溶液清洁患儿口腔，然后再涂，每日两三次。为了使药物在口腔中停留的时间长一点，在喂奶后涂效果更好。对于鹅口疮预防很重要，母乳喂养者，在喂前一定要先洗手，然后清洗乳头，内衣也要勤换。人工喂养者，应注意奶瓶、奶嘴的消毒，在冲调配方奶之前要洗净双手，防止污染奶具。

急性卡他性结膜炎

夏季天气潮湿闷热，玉梅的孩子一夜之间双眼红肿，脓性分泌物将双眼糊住，孩子努力睁了几次，双眼均未睁开。家长急忙抱孩子到医院就诊，诊断结果是急性卡他性结膜炎。

急性卡他性结膜炎是细菌感染所致的急性传染性眼病，多发生在春夏温暖季节，以重度结膜充血和脓性分泌物为其特征。主要的临床表现是眼睑红肿，结膜充血，在24小时内扩散至整个结膜，并可有球结膜水肿和出血点。常有黏液性脓性分泌物，睡眠时可结痂，使上下睑缘粘住，睁眼困难；如分泌物为纤维性，可在睑结膜面形成假膜，应用棉棒擦去，以防形成永久性机化膜（坏死物不能被完全溶解吸收或分离排出，新生的肉芽组织吸收取代坏死物的过程称为机化，最终会形成瘢痕组织）。

此病常为双眼发病，但也有一眼先发病，相隔一两天后另一眼发病。发病后三四天症状达到高峰，约10～14天痊愈，少数因治疗不及时而转成慢性。

急性卡他性结膜炎根据临床表现及症状诊断并不困难，治疗也比较简单。在分泌物较多时，可用生理盐水或浓度为3%的硼酸液洗眼，每日一两次；局部可点氯霉素等眼药水，每日4次；睡眠时涂抗生素眼药膏，如红霉素眼膏，防止分泌物粘连睫毛及上下眼睑。

此病可采用以下方法预防：由于此病是细菌感染所致，通过接触而传染，所以对患儿要进行隔离，对患儿接触和使用过的毛巾、手帕、用具等物要进行消毒，护理人员亦应注意消毒隔离。

当孩子患了急性卡他性结膜炎时，应如何给孩子点眼药呢？常用的眼药有药水和药膏。先得看清所用的药对不对，药水有无变色或混浊，如变色发浊则不能使用。点眼药水时，让孩子取卧位或坐位，头向后仰，眼向上看。如果眼有分泌物应先擦去。点眼药水前大人必须先把手洗干净，然后用左手拇指和食指轻轻扒开孩子的眼皮，右手持药瓶，将药水滴在眼外侧角或内侧角，不要滴在黑眼球上，瓶口不要碰到眼部。每只眼点1～2滴眼药水即可。点完后松开手，轻轻提一下上眼皮，使孩子眼睛微闭，用消毒棉球轻压眼内侧角1～2分钟，以防孩子睁眼或挤眼而使眼药水淌出眼外或流入鼻腔。

因眼药膏会暂时干扰视力，所以一般应在午睡或晚上睡觉前使用。取上述滴眼药水的同样体位上眼药膏。扒开孩子的眼皮后，将药膏挤入眼外侧角，再让他闭上眼，用棉球轻揉眼皮，使药膏散开。

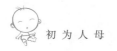

泪囊炎

妈妈对孩子的观察是非常仔细的，即使一根睫毛粘在孩子的眼睑膜上，妈妈也会很快发现并想办法取出。当孩子的眼睛总是泪汪汪的，还经常伴有分泌物时，许多家长会误认为孩子患的是结膜炎，其实很可能是患了新生儿眼部常见病——泪囊炎。

新生儿泪囊炎是由于鼻泪管下端开口处的残膜在发育过程中不退缩，或因开口处为上皮碎屑所堵塞，造成鼻泪管不通。因为在正常情况下，鼻子、眼睛、嘴都是相通的，所以一个人在哭时，不但会流泪，还会流鼻涕。当鼻泪管不通时，正常分泌的泪液不能进入鼻泪管，而含在眼睑中，因此眼睛看上去总是泪汪汪的。当泪液和细菌积存在泪囊中而引起炎症时，即是泪囊炎。

泪囊炎的临床表现就是溢泪、有少许黏液脓性分泌物，泪囊局部稍隆起，内眦部皮肤有时充血或出现湿疹，压迫泪囊区有黏液或黏液脓性分泌物溢出。此病有时可误诊为新生儿化脓性结膜炎，两者的主要区别是化脓性结膜炎一般发生在出生后两三天，结膜重度充血，而泪囊炎很少发生在出生后6周以内，结膜充血也极轻。

此病可采用以下方法治疗：首先采用保守疗法，局部滴用抗生素眼药水，同时向鼻泪管方向对泪囊进行按摩，每日两三次，这样有可能将先天膜或上皮屑冲开。在此法无效时，可进行泪道冲洗，以冲破阻塞。再不能奏效时，待孩子稍大后可考虑做泪道探通术。新生儿期最好不做此手术，避免造成"假道"。

🍼 急救常识及安全措施

　　新生儿虽然没有任何行为能力，但有时仍可发生意外，所以不论是父母还是护理人员一点儿都不可疏忽大意。产妇马兰，婚后多年不育，经多方诊治，于36岁时喜得一子。全家人高兴地给刚刚出生几天的孩子拍了许多照片，照片洗好后全家人都争着看，孩子这时突然哭起来了，舅舅认为可能是饿了，拿起奶瓶就来喂孩子，谁知没吃几口，孩子呛奶了，憋得小脸由红到紫，小脚不停地踢蹬，全家人见了急得不知如何是好。当家人上气不接下气地抱着孩子到医院时，孩子因奶水呛入气道，引起气道阻塞，造成窒息死亡，全家人后悔莫及。这个事例说明一个问题，如果家中有人略懂急救知识，悲剧很可能就不会发生。下面介绍一些常见的急救措施。

异物堵塞

　　盖住孩子脸的任何东西都可能妨碍他的呼吸而造成窒息，此时应立即把遮盖物移开，把孩子抱起，检查其神志是否清醒、有无呼吸及心跳。如果无呼吸应立即进行人工呼吸，即进行胸外按压（成人用两个手指按压新生儿胸骨下1/3处，每分钟90次）急救及口对口呼吸，并立即送往医院。

　　无论是液体还是固体，在误入孩子气道后，均会引起孩子呛咳、缺氧、皮肤发绀、四肢挣扎，这时应立即用一只手固定住孩子的头部，让其头面部向下，另一只手掌根部在其两肩胛骨之间拍打振动，保持头低脚高，将误入气道中的异物倒出来。如果采取以上措施仍不能将异物取

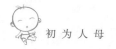

出，应边进行人工呼吸边送医院急救。

安全措施

● 任何时候都不要让新生儿独处，因为新生儿特别容易溢奶及呕吐，要防止他将呕吐物吸入气道造成窒息，也要当心呕吐物流入耳中引起中耳炎。

● 不要将新生儿床放置在绳索旁边，以免孩子被缠绕。

● 不要在新生儿的脖子上戴任何东西，如项链、饰物等，以免引起窒息。

● 不要让新生儿与其他小孩独处，有时小孩出于好奇心会把东西塞进新生儿口中，造成窒息。

● 夏季不要让新生儿直接睡在凉席上，避免孩子哭闹踢腿时蹭坏足跟皮肤造成感染。

● 如果冬季室温较低，用热水袋取暖时，不要使热水袋直接接触新生儿的皮肤，以免造成烫伤。

另外，如果是用煤火取暖，注意将新生儿放置在空气流通的地方，不要放置在墙角处，避免一氧化碳中毒（即煤气中毒）。

妈妈吻的魔力

如果一个小孩子擦破了膝盖，或者压痛了手指，小孩会大声喊痛。此时，只要妈妈在他的痛处吻一吻，小孩的痛感会立即减轻，甚至消除。妈妈的吻魔力究竟在哪里？随着科学的发展，如今人们已做出了令人信服的回答。

美英科学家研究发现，人类大脑能产生一种化学结构同真的吗啡相似的物质"内生吗啡"。它的功效与最佳止痛剂吗啡相似。内生吗啡是在心理活动和产生心理紧张状态特别敏感的大脑中心的控制下产生的。内生吗啡的增多与减少，要看人们在一定环境中，是处于自卫还是非自卫的状态。

孩子摔了跤，体内内生吗啡突然降低，所以感到疼痛。而妈妈的吻使孩子得到安慰，他转而处于非自卫状态，体内就产生大量的吗啡，使疼痛减轻。这就是妈妈吻的魔力所在。

关于新生儿用药

新生儿各种生理功能尚未发育成熟，极易感染多种细菌和病毒。这些病菌在其他年龄即使为非致病性的，在新生儿期也可引起严重感染。

新生儿期感染也与环境、日龄有极其密切的关系，如新生儿出生后3天内感染多为宫内和产道感染，以大肠杆菌、肠链球菌为主。如果产妇患有败血症，新生儿感染多为肺部及血液感染，如新生儿肺炎、败血症等。新生儿出生3天后的感染，其细菌多为金黄色葡萄球菌、β－溶血性链球菌、大肠杆菌、霉菌、肠炎杆菌及白色葡萄球菌等。在复苏过程中，有时可引起绿脓杆菌感染。

由于新生儿期肝脏的解毒功能和肾脏的排泄能力都很低，使得大多数抗生素在血中的半衰期延长，故给药的次数和每次的剂量应比其他年龄要少。在选择抗生素时应了解各种抗生素的功效，对肝脏的毒性反应、肾脏的排泄能力的影响，应根据病情的需要，选取疗效大、副作用小的抗生素，不可盲目滥用。所以，最好听从医嘱。

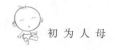

　　另外，有的家长喜欢在家里备些药物，以便在孩子不适之时，拿点儿药给孩子服用，这种做法是不可取的。因为新生儿的用药既要针对病原菌，又要按体重计算药量，还要知道用药次数。药量过小或不对症，不但治不了病，还会使感染的细菌产生耐药性，加重病情。由此可见，对于新生儿不要随便用药，一旦有病应及时到医院就诊，在医生的指导下合理用药，才能确保孩子的安全。

第七章　婴幼儿喂养及护理

 婴幼儿的生长发育

怎样评价宝宝的健康状况

一个孩子的健康状况如何，应该怎样来评价呢？从健康的定义来看，宝宝要达到健康的标准，应在体格发育、运动发育、语言和适应能力上都处于最好的状态，才能算得上真正的健康。宝宝的健康与本身的体质及喂养有关，同时还与家庭对宝宝的教养，宝宝与社会环境的接触密切相关。

在评价婴幼儿健康状况时，首先，要从外貌上看。健康的孩子应该是活泼、健壮的。孩子的小脸、口唇应红润，面色比较好看，头发密黑有光泽，双眼有神，在和生人的接触中能很快地适应，不哭不闹。健康的孩子每天吃得好，睡得香，玩得美，不磨人，不爱生病。当用手捏一捏，皮下脂肪丰满，称一称体重，量一量身长、胸围、头围，再摸一摸囟门，数一数乳牙，按其月龄，都符合正常生长的标准，说明孩子长得

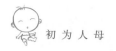

不错。婴儿期的宝宝应看他抬头、翻身、坐、爬、站、走的本领掌握得如何，对照参考标准，看他是否学会了许多动作。随着月龄的增长，宝宝能够理解爸爸妈妈的要求，并会表达自己的需求，说明语言发展得也很好。从整体上看，婴幼儿生长发育正常，这便是健康的。

由此可见，宝宝健康的表现不只是长得胖，不生病，而是要求孩子不仅体格、运动发育良好，语言发展要正常，而且要在日常生活中，在与人交往和各种环境中都能很快地适应，并表现得比较出色。这才是一个健康孩子的理想标准。我们的社会和每一个家庭，都应努力创造条件，使婴幼儿能够健康地成长。

宝宝的运动发育

俗话说"三翻、六坐、八爬"，意思就是说宝宝到3个月时开始翻身，6个月开始坐，到8个月开始爬行。

能够自由地抬头是婴儿翻身和独坐的先决条件。满月的婴儿当被扶至坐位时，常常头向前垂，背始终是弯弯的，直不起来。3个月的婴儿可将头抬起并开始学着翻身，被扶坐时，头能抬起一会儿。5个月的婴儿被扶成坐位时，头就稳多了。到了6个月，婴儿能在较硬的木板床上独坐一会儿，但有时两手还要在前面支撑着，否则就会左右摇晃。此时，坐在婴儿车里已不成问题。7~8个月时，婴儿不用手支撑也可坐得稳稳当当了，这时也开始练习爬行。9个月时，能独坐10分钟，两只手可以自由玩耍，拿取玩具，身体前倾时不会跌倒。10个月时，身体向两边倾斜也不会跌倒，并能由坐位改成俯卧，或由俯卧变成坐位。11个月的婴儿已经坐得很稳，可以随意将身体向两侧转动。

婴儿躺在小床上眼能看到的、手能抓摸到的只是一个很小范围，坐起来却不同了，他的视野扩大了，手能接触的东西也多了。家长可以根据不同月龄婴儿动作发育的特点，帮助婴儿练习坐。但在他们还不能坐稳时，不要使他们长时间处于坐位。

　　婴儿运动功能的发育是循序渐进的，同时与肌肉的发育，特别是中枢神经系统的发育有着密切的关系。婴儿在经历了抬头、翻身、坐、爬行等运动发育的过程后，慢慢过渡到要开始学习站立了。

　　婴儿腰部和下肢运动功能的发育是站立的基础。在新生儿时期，当扶其直立时，下肢仅稍能负重，可出现踏步样反射。至婴儿3～4个月时，扶他站立后，往往膝关节和臀部呈屈曲状，显得无力。只有到5～6个月时，用手支撑着婴儿的腋下，让其站立时，下肢能够负重，并能上下跳动。8个月时，婴儿才能较好地支持身体，搀扶时能站立片刻，背、腰、臀部也能伸直了。一般在9～10个月时，婴儿就能独自站立了。

　　家长应抓住婴儿运动发育的时机，在此阶段帮助和训练婴儿站立。站立不仅仅是运动功能的发育，同时也能促进婴儿的智力发展。当婴儿站起来了，视野就更加广阔，看得多了，摸得多了，新奇的探索会使婴儿增加更多的尝试，有利于婴儿的成长。

　　训练婴儿站立时，要由易到难逐渐进行。刚开始时，可用双手支持在婴儿的腋下，让其练习站立。在比较稳定后，可让婴儿扶着床栏立。慢慢地婴儿就能很稳地扶栏而立，并能自如地站起坐下或坐下站起。经过一段时间的锻炼，婴儿就能较好地掌握重心，最后脱离栏杆独自站立了。

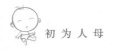

在婴儿刚开始学站时，家长应注意给予保护，同时要注意检查床栏，防止发生摔伤、坠床等意外事故。

宝宝的颅囟什么时候闭合

颅囟是几块颅骨相交接而形成的间隙。婴儿主要有两个颅囟，即前囟和后囟。前囟位于颅顶部，它是额骨和顶骨形成的菱形间隙。出生时前囟对边中点连线约1.5厘米～2厘米大小，在出生后数月它随着头围的增长而变大，6个月以后逐渐骨化而变小。正常健康小儿一般在1～1.5岁时就闭合了。后囟位于脑后枕部，是两块顶骨和枕骨形成的三角形间隙。出生时就很小或接近闭合，在生后3个半月就应完全闭合，最晚4个月也闭合了。颅囟随着年龄的增长、脑发育和颅骨发育而闭合。颅囟闭合的变化主要反映颅骨的骨化过程。如果过早闭合，可造成小头畸形，从而影响大脑发育，这样的小儿往往智力发育较差。如晚闭，常见于佝偻病，是由于小儿缺乏维生素D，导致骨骼钙化异常而出现颅囟晚闭。还有脑积水的小儿，因脑部疾病引起脑脊液的增加，可因颅内积液的膨胀使得颅囟不能闭合，脑积水也严重影响小儿的脑发育，可造成智力低下。

当家长知道正常小儿颅囟闭合的时间，就要时常摸一摸小儿的颅囟有多大，如果出现早闭或晚闭，应及时就医检查，以免遗漏或延误诊治。

宝宝乳牙的萌出

在此再普及一下宝宝乳牙萌出的知识。前面已提到，乳牙在胚胎第六周就开始在颌骨内生长发育，到牙冠钙化、牙根开始形成时，就逐渐向口腔表面移动，最终突破口腔黏膜，就像出土的种子，这就叫牙齿的萌出。健康的婴儿在6~8个月时开始长牙，一般先长出的是下颌的乳中切牙，然后再萌出乳侧切牙。上颌的乳中切牙和乳侧切牙，往往比下颌的同名牙要迟萌1~2个月。所以婴儿在一周岁时，上下颌应该长出8颗门牙，在第12~16个月时萌出第一乳磨牙，第16~20个月时萌出乳尖牙，第20~24个月时萌出第二乳磨牙，一般小儿在2周岁到2岁半时，乳牙应该全部出齐，共20颗。

牙齿的萌出是一个相当复杂的生理过程，它与牙齿本身的发育、全身的发育、神经系统的调节和内分泌因素的参与，都有着相当密切的关系。因此常会有个体的差异，表现为牙齿的萌出有迟有早。有的婴儿出牙稍晚，有的甚至相差3~4个月，这些都不算作异常。如果孩子已2岁，还未萌出第一乳牙，4~5岁乳牙还未出齐，这种情况就属于乳牙迟萌现象。常见于患有全身性疾病，如佝偻病、克汀病、脑下垂体机能低下、先天愚型的儿童。

如果到了一定年龄，口腔中还没有乳牙萌出或仅见几颗乳牙，应到医院就诊。经X线检查，证实没有牙胚就不算乳牙迟萌，而为先天性无牙畸形，这是一种终身的缺陷。先天性缺牙根据部位的不同，可造成错颌畸形或咬颌紊乱，这些一般都可以通过正畸方法给予矫治。由缺牙而出现的牙间隙，可制作矫治器，将散在牙间隙集中在牙弓的适当位置上，然后用义齿修复。多数牙齿的先天缺失，会影响儿童的咀嚼功能以及颌面软硬组织的生长发育，应该制作局部义齿以恢复咀嚼功能，以便口腔、颌面部各个器官能得到正常的功能刺激，有益于发育。因孩子

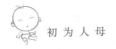

初 为 人 母

发育较快应定期复查，必要时更换合适的义齿，以免影响颌面部的正常发育。

婴幼儿的喂养及辅食添加

婴幼儿的喂养

现在提倡母乳喂养，纯母乳最好喂到6个月，随着月龄的增加，孩子的营养质量也要随之增加。故在孩子5~6个月时也就要求开始循序渐进地添加辅助食品了。为防止孩子食物过敏，可少量添加米粉类食品，开始小半勺，用母乳或用水冲调后喂给婴儿。在添加过程中要观察孩子的大便和食欲，如食欲、大便正常，可逐渐加量，同时也可喂少量的果泥。添加米粉半个月后观察小儿一般情况良好，也可添加1/4量的蛋黄，但不要添加蛋清，因为小婴儿消化系统发育尚不完全，肠壁很薄，通透性很高，而鸡蛋清中的蛋白为白蛋白，分子小，可以直接透过肠壁进入小婴儿的血液中。这种异体蛋白为抗原，可使小婴儿体内产生抗体，再次接触这种异体蛋白时，则出现一系列变态反应性疾病，如湿疹、荨麻疹、喘息性支气管炎等。所以，小婴儿只宜喂蛋黄，不宜喂蛋清。观察一段时间无不良反应也可逐渐加量，但是不能多多益善。

鸡蛋、鸭蛋营养丰富，均含有丰富的蛋白质、钙、磷、铁和多种维生素，对孩子的生长发育有一定的益处，但食之过多，会给孩子带来不良的后果。

营养专家认为，婴儿最好只吃蛋黄，而且每天不能超过1个；1岁半到2岁，可以隔日吃一个蛋（包括蛋黄和蛋白）；年龄稍大些后，才可以每天吃 1 个蛋。有些家长为了让孩子长得壮些，就千方百计地给孩子多吃蛋。这种心情是可以理解的，但不能吃得过多，因为婴幼儿胃肠道消化机能发育尚不成熟，各种消化酶分泌得少。如果1周岁左右的宝宝每天吃3个或更多的蛋，就不易消化了，容易引起消化不良，并发生腹泻。有的小儿由于吃蛋过多，使体内含氮物质堆积，引起氮的负平衡，加重肾脏负担，导致疾病。

另外，如果婴幼儿正在发热、出疹，暂时不要吃蛋，以免加重肠胃负担。

宝宝忌夏季断奶

宝宝由吃母乳过渡到断奶，这意味着宝宝的胃肠道要容纳许多还不适应的食物，即要给原来只靠乳汁喂养的宝宝提供各种半固体食品，并逐渐增加食品的硬度、数量及种类，使宝宝具备吃固态食物的能力。宝宝要适应这种变化，除了他自身健康、强壮，具备良好的消化能力外，外部条件也是很重要的，如气候就是其中很重要的因素之一。

春天和秋天是断奶的最好季节，宝宝容易适应因断奶带来的变化，不会因吃新的食物而造成消化不良。而在夏天，特别是七八月份，天气炎热，人的食欲一般会下降。如果这时断奶，让孩子改吃其他食品，容易影响孩子的食欲，也容易发生腹泻等，从而影响孩子的健康。因此不要在夏季断奶，可适当延长一两个月，等天气凉爽了再断奶为宜。

断奶应当逐渐进行，以便宝宝逐步适应，并应通过增加辅食和配方奶的方法补充母乳的不足。自生后5～6个月开始少量增加辅食，如米

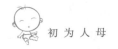

粉、蛋黄、烂粥、果泥、菜泥、苏打饼干等；自8个月起，减少哺乳的次数，多给些辅食，也要给些配方奶；到2～3岁时应当完全断奶。

喂养过程中要注意铁剂的补充

婴幼儿在喂养过程中如不注意铁剂的补充，则会出现贫血。新生儿期诊断贫血指标为：血红蛋白（HB）<145克/升，1～4个月<90克/升，4～6个月<100克/升。6个月～6岁<110克/升，6～14岁<120克/升，低于此值者为贫血。

根据贫血的原因，贫血又分为失血性、溶血性和红细胞或血红蛋白生成不足三类。婴幼儿急性贫血有少数为失血性和溶血性，以及遗传因素（如地中海贫血），多为血红蛋白生成不足所致。

由于红细胞的主要功能是携带氧气送至全身，故贫血时，血液含氧量减少而呈低氧血症，引起组织与器官缺氧而产生一系列症状。如皮肤、黏膜苍白，毛发干枯，易疲倦，喂养困难，生长发育迟缓等症状。大一点儿的孩子可表现精神不振，注意力不集中，情绪易激动等。

出现上述症状一定要到医院就诊，寻找原因，对症处理，如贫血较重时一定要在医生的指导下添加铁剂，平时多注意在辅食中添加富含铁的食物，如红肉、绿色蔬菜、蛋黄等。

婴幼儿饮食忌缺锌

锌是人体必需的微量元素，虽然在人体中的含量很少，只有1.4克～2.3克，但其功能非常重要。婴幼儿缺锌会造成严重的后果，不仅会导致生长发育的停滞，而且会影响婴幼儿智力的发育。婴幼儿缺锌最常见的症状是厌食、异食癖和生长停滞。若在胎儿和乳儿期缺锌，就会造成智力发育障碍。

为了给婴幼儿补充锌元素，乳母的膳食必须注意平衡，多摄入含锌的食物，如除鱼以外的海产品。不同月龄的婴幼儿对锌的需要量有所不同，出生至半岁婴儿每日的需要量为1.25毫克。除母乳供给外，不吃奶的孩子还必须合理调配膳食，多吃含锌较多的食品，如肝泥、肉泥及强化锌的婴儿营养米粉等。

婴幼儿忌多喝冷饮

现在市面上各种各样的冷饮食品，深受孩子们的喜爱。有的冷饮所含奶、蛋、糖、淀粉等的量，是符合国家卫生标准的，具有一定的营养价值；此外，主要是能起到一时性的清凉解渴作用。但喝得过多对身体不但无益，反而有害。

● 冷饮食品从原料到成品工序很多，加上包装、运输、出售等各个环节，很容易造成细菌污染。如喝了这种被污染的食品，就可能呕吐或腹泻，甚至发生食物中毒。

● 冷饮往往添加一些人造的食用色素，如红色或绿色染料和香料，含有多种化学物质，食用后对小儿的健康极为不利。

● 大量喝冷饮，对消化道是一种很强的冷刺激，会引起消化道的强烈痉挛而发生腹痛、腹泻。由于冷热不均，会对胃肠血管的正常收缩与舒张产生不良影响，导致胃肠功能失调，引起肠蠕动加快，使食物在肠道停留时间缩短，营养成分的吸收大大减少。久而久之，孩子会发生营养不良及贫血。如果一次喝冷饮过多，还可以稀释胃酸，降低胃的杀菌

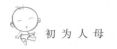

能力，可发生胃肠道的细菌感染。

● 夏天小儿出汗较多，体内缺乏水和盐分，喝冷饮会感到越吃越渴。因此婴幼儿，尤其体弱儿，应少喝冷饮；饭前饭后半小时内不要喝冷饮；发生腹泻时应禁食冷饮。为了孩子的健康成长，家长应控制孩子的冷饮量，不能让小儿随心所欲地喝冷饮。

婴儿忌吃蜂蜜

蜂蜜中含有丰富的维生素、葡萄糖、果糖、多种有机酸和有益人体健康的微量元素，因此它是一种很好的滋补品。一些家长喜欢在孩子饮用的牛奶或开水中加些蜂蜜，为孩子增加营养或为了使其大便通畅。但是现已证明，2 岁以下的婴幼儿食用蜂蜜及花粉类制品，可能因肉毒杆菌污染而易引起食物中毒，不能不引起重视。

灰尘中和土壤中常常含有一种叫作肉毒杆菌的细菌。蜜蜂在采花粉酿蜜的过程中，有可能把被污染的花粉和细菌带回蜂箱。

婴幼儿抗病能力差，易使食入的肉毒杆菌在肠道中繁殖并产生毒素，从而引起肉毒杆菌性食物中毒。中毒的小儿先出现持续 1～3 周的便秘，而后出现弛缓性瘫痪，哭声微弱，吸奶无力，呼吸困难。因此，为了小儿的健康成长，最好不要给 1 岁以内的小儿吃蜂蜜。

宝宝忌食用膨化食品

膨化食品香甜酥脆，小儿一般都爱吃。现在大街上的爆米花、爆酥条以及各种膨化小食品很多，而且价格便宜，深受孩子和家长的青睐。其实这些小食品都不宜给小儿吃，因为它们含有对人体健康有害的铅。

我国食品中污染物限量规定，各种糕点类食品含铅量每千克不得超过0.5毫克，而有些不良商户制作出售的爆米花等膨化食品中含铅量高达每千克20毫克，也就是超过国家限量标准的40多倍。

试验证明，铅被人体吸收后，全身各组织器官都将受到很大危害，尤其是神经系统、消化系统、心血管和造血系统遭受的危害更大。一旦发生铅中毒，孩子表现为烦躁不安、食欲不好、便秘或腹泻，有的孩子还会出现贫血、中毒性肝炎、心绞痛和神经衰弱等。小儿对铅的吸收能力比大人高得多，因此更容易引起铅中毒。为了孩子的健康成长，应避免让孩子吃膨化小食品。

宝宝忌多吃油炸食品

现在市面上油炸食品很多，如经常作为早点吃的油条、油饼、炸糕等，如果让小儿经常食用，对孩子的正常发育很不利。因为在制作油炸食品时，食物中的维生素被大量破坏。此外制作时添加了膨松剂，常用的有明矾和明矾钾，这两种明矾中都含有铝的成分。铝是两性元素，与酸碱都能发生反应，反应后产生的化合物被人体吸收，并进入大脑组织中，使人体智能下降，甚至出现阿尔茨海默病。除此之外，铝在人体中会影响磷的吸收。磷的减少会影响孩子的大脑发育，亦会使其智力下降。

油炸食品即使不加膨松剂，免受膨松剂之害，但因其不好消化，小儿还是不宜多吃。

宝宝忌多吃罐头食品

现在市面上罐头食品的种类很多，但不论哪种，为了能达到色香味

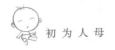

俱佳及长期贮存的目的，均加入了一定的添加剂，如人工合成的色素、香精、防腐剂等。这些物质，对大人健康影响不大，但对小儿却是有害的。因为婴幼儿的发育还不成熟，肝脏解毒功能还不完善，如果吃罐头食品太多，超过身体处理其中有害物质的限度，就会影响身体的健康和发育，甚至还会因某些化学物质的不断积累而引起慢性中毒。另外，制作罐头食品时，食物经过加热等处理后，所含的维生素C会大量损失。因此，小儿应以新鲜食品为主，罐头食品应该尽量少食用或不吃。

忌给孩子食用彩色食品

市场上出现了许许多多色彩鲜艳、外形新颖的儿童食品，吸引了不少家长和孩子，以致不知不觉中常常挑选一些彩色食品，久而久之将有害于儿童健康。

彩色食品的色素来源有两类：一类是天然色素，如动物的血红蛋白、植物的叶绿素等。另一类是人工合成色素，品种繁多。我国列入卫生使用标准的人工色素有胭脂红、柠檬黄、苋菜红等，用量通常不超过0.05克/千克，且不得用于供婴幼儿食用的食品。

彩色食品所用色素量虽小，但如果食用量过多，时间过长，就会使色素慢慢地积蓄在体内，损害健康。孩子肝脏解毒和肾脏排泄能力均较成人弱，色素在体内会消耗解毒物质和干扰正常代谢功能，可导致腹泻、腹胀、腹痛和营养不良。这些色素附着于肠壁，肠黏膜易发炎或形成溃疡。色素附着于泌尿系统器官，易诱发尿路结石或慢性中毒，损害肾脏功能。

总之，为了孩子的健康，以尽量不选择彩色食品为佳。

忌把食物嚼碎后喂孩子

有些老人认为把食物嚼碎后再喂孩子更好消化，有利于孩子健康成长。实际上这是一种不正确的喂养方法和不良的习惯。因为大人的口腔中常常带有一些病菌，可以通过食物，由大人的口腔传染给孩子。如有的家庭成员携带幽门螺杆菌，大人因抵抗力强，虽然带有病菌也没有明显症状，而婴儿的抵抗力差，病菌到了他的身体中，就会生病。所以这种喂养方法对孩子是有害的，应该纠正这种不卫生的做法。

另外，食物经嚼后，香味和部分营养成分已受损失。嚼碎的食糜，小儿囫囵吞下，未经自己的唾液充分搅拌，不仅食而不知其味，并且加重了胃肠负担，造成孩子营养缺乏及消化功能紊乱；还影响孩子口腔消化液分泌功能，使咀嚼肌得不到良好的发育。如果让孩子自己咀嚼可以刺激牙齿的生长，同时还可以反射性地引起胃内消化液的分泌，以帮助消化，增强食欲。口腔内的唾液也可因咀嚼而增加分泌，更好地润滑食物，使吞咽更加顺利地进行。

 ## 婴幼儿的护理

忌用卫生纸代替婴儿尿布

受各种一次性用品的启发，有些妈妈用卫生纸代替尿布给宝宝垫屁股，认为这样做既可避免反复洗刷尿布的麻烦，又可防止病菌的感染。殊不知，这样做给宝宝带来了莫大的痛苦。到目前为止，各种标有

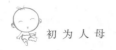

保健、药物名称的卫生纸，不管制作工艺多么精细，都不能完全清除纸中残存的烧碱等碱性物质，也不能完全除去纸中的漂白剂等氧化程度不同的化学物质。这些物质虽然浓度不高，对成人一般不会产生明显的毒副作用，但对皮肤娇嫩的宝宝来说，腐蚀或刺激作用就不可忽视了。有些宝宝使用卫生纸之后，导致肛门周围以及外阴局部皮肤鲜红，甚至糜烂，整日哭闹不安。为此，奉劝年轻的父母，不要再给宝宝用卫生纸当尿布垫屁股了。

婴幼儿忌穿紧身裤

有些年轻父母为了让女宝宝看起来漂亮、讨人喜爱，常常给孩子穿紧身裤或连裆袜，两条小腿被绷得紧紧的。其实，这样做对孩子会产生不良的影响。

首先，婴幼儿正处在生长发育的旺盛阶段，身高和体重都增长得很快，如果衣着太紧，就会影响小儿的正常生长发育。其次，穿着太紧，可直接刺激小儿的外阴部，引起小儿外生殖器瘙痒，会发生情感性交叉擦腿动作，有的骑在某物或在有角的物品上摩擦，一旦形成习惯改正非常困难。

此外，紧身裤等一般为化纤织物，对婴幼儿细嫩的皮肤刺激性很大，容易引起皮炎、瘙痒等病症。

总之，小儿的衣服应宽松、不妨碍活动，对身体局部不产生压迫感，而且穿脱方便。

婴幼儿忌滥用爽身粉

小儿洗澡后在身上用些爽身粉，可使身体滑腻清爽，十分舒服，但是如果长期使用，对婴幼儿的健康危害较大。因为一些爽身粉中含有一定量的滑石粉，在给小儿扑爽身粉时，偶然吸入的少量粉末，可由气管的自卫机能排出体外。但是，如果长期使用，小儿吸入过多的滑石粉后，可将气管表层的正常分泌物吸干，破坏气管纤毛的功能；严重者可造成气管阻塞，表现为小儿咳嗽不止，甚至喘憋，治疗效果不好。

那么，应如何正确使用爽身粉呢？首先在涂抹爽身粉时要谨慎，勿使粉末乱飞；使用后应立即将爽身粉收拾好并妥善保存，不要让小儿当玩具玩耍；避免在有风的地方给小儿扑爽身粉，以防飞扬的粉末被小儿吸入气管内。

另外，在给女婴使用爽身粉涂抹腹股沟和臀部时注意外阴的护理，避免粉末飞到阴道中。教育婴儿不要在地上乱爬乱坐，女婴开始走路时就不要再穿开裆裤。妈妈要注意宝宝的小便情况，如发现病状，应及时抱孩子去医院治疗。

忌轻易切除扁桃体

扁桃体是长在口腔咽部两侧的淋巴组织。急性扁桃体炎是儿科常见的疾病。不少孩子都因发热、嗓子痛，经医生诊断为扁桃体炎。过去误认为扁桃体是一可有可无的组织，有人认为它是呼吸道感染的根据地，应尽早切除。近年来，随着免疫学的发展，对扁桃体切除有了新的看法。

扁桃体内含有淋巴细胞、浆细胞、少量单核细胞及多核细胞。其中淋巴细胞有T细胞和B细胞两种细胞群。这些细胞参与人体的免疫活动。所谓免疫，就是人体识别和清除有害物质、维持身体内环境稳定、

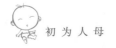

保护人体健康的能力。

扁桃体能产生具有免疫功能的抗体：免疫球蛋白IgG、IgM、IgE、IgA、IgD等，同时又能分泌干扰素，有抑制病毒生长的作用。因此，新的看法认为，扁桃体参与细胞免疫和体液免疫，除了能抵抗致病细菌和病毒外，还能监督、消灭体内衰老和突变的细胞。因此，不要轻易切除。

给婴幼儿点眼药忌方法不当

当孩子患了急性眼膜炎时，应如何给孩子点眼药呢？常用的眼药有药水和药膏。先得看清所用的药对不对，药水有无变色或混浊，如变色发浊，则不能使用。

点眼药水时，让孩子取卧位或坐位，头向后仰，眼向上看。如果眼有分泌物，应先擦去。点眼药水前大人必须先把手洗干净。然后用左手拇指和食指轻轻扒开孩子的眼皮，右手持药瓶，将药水滴在眼外侧角或内侧角，不要滴在黑眼珠上，瓶口不能碰到眼部。每眼点1～2滴眼药水即可。点完后松开手，轻轻提一下上眼皮，然后眼微闭，用消毒棉球轻压眼内侧角1～2分钟，以防孩子睁眼或挤眼导致药水淌出眼外或流入鼻腔。

因眼药膏会暂时干扰视力，一般应在午睡或晚上睡觉前应用。取上述滴眼药水的同样体位上眼药膏。扒开孩子的眼皮后，将药膏挤入眼外侧角，再让他闭上眼，用棉球轻揉眼皮，使药膏散开。

给婴幼儿滴耳药水的方法

如果孩子患中耳炎，外耳道有分泌物，应先用消毒棉签清除分泌物，以免其影响药物的疗效。孩子取卧位或坐位，患耳朝上。用左手牵引患耳耳壳向后下方，使耳道变直，滴入药水，以防造成外伤。

忌忽视婴幼儿营养不良

营养不良是由于长期摄入营养物质不足，尤其是蛋白质和热量不足而引起的慢性营养缺乏症。一些急慢性疾病、先天性唇裂、腭裂，以及缺乏科学喂养知识等均可造成营养不良。营养不良的孩子早期仅有体重不增、少动、不活泼等表现，进一步发展可以出现消瘦、贫血、便秘、消化不良，严重时精神差，智力与体格发育都受到影响，而且因为抵抗力差，所以容易发生感染，甚至因严重感染而死亡。本病是可以预防的，如宣传科学育儿，鼓励母乳喂养，合理地人工喂养和添加辅食，及时治疗急慢性疾病等。3岁以前患营养不良，若没有及时纠正，尤其是女孩子，将来可能身材矮小、体弱多病。患营养不良的女孩成年后生出的孩子，常常是低出生体重儿。低出生体重儿也容易患营养不良，如此形成恶性循环。所以我们尤其要注意3岁以前孩子的健康状况，防止发生营养不良。

婴儿为什么不能看电视

婴儿时期，身体正处在生长发育最快的阶段，眼球前面的角膜较薄嫩，眼球前后径很短，眼肌力量较弱，晶状体也没有发育成熟。如果让

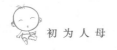

婴儿看电视，尤其是长时间地看，角膜容易受刺激，眼球的前后径被拉长，眼肌过度疲劳，使改变晶状体凸度的睫状肌的弹性减弱，其调节能力降低，视力将变差，甚至导致各种眼病（屈光不正）。

那么多大的孩子才可以看电视？看多长时间好呢？一般来说，小儿2岁以后可以看电视，但时间也不能过长。2～3岁的孩子看电视的时间以不超过半小时为宜；4～6岁不超过1小时。另外，不要躺着或斜着看电视，坐着看一会儿，让孩子站起来活动一下，以免影响下肢的血液循环。

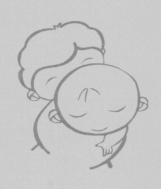

下篇
产后保健全方案

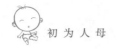

第一章 科学坐好月子不留病

经过十月怀胎的辛劳和一朝分娩的痛苦，妈妈需要很好地休养和护理。一般来说，产妇全身的器官要经过6~8周的时间才能恢复到孕前的状态，这6~8周医学上叫作"产褥期"。

产妇产褥期身体的变化和应注意的问题

体温可能会暂时升高

自然分娩的新妈妈如果分娩的时间较长，过度疲劳，体温可在产后的最初24小时内略有升高，但一般不超过38℃。这种体温升高属于正常的生理现象。另外，在分娩后3~4日内如果不哺乳，可能因乳房的血管、淋巴管极度充盈而有轻度发热，体温可以达到38.5℃~39℃，一般会持续数小时，但最多不超过12小时体温即可下降到正常范围，这种体温升高也不属于病态。

恶露的排出

怀孕后的子宫内膜称为"蜕膜"。分娩以后，宫腔内的蜕膜组织会逐步从子宫壁脱落，排出体外。同时，以前胎盘附着部位的血管虽然会随着子宫的收缩而逐渐闭合，但完全闭合仍需要一定的时间。所以在分娩后宫腔内会有少量出血。坏死的子宫蜕膜夹杂着血液，经阴道排出体外，称为"恶露"。正常恶露有血腥味，但无臭味，总量为500毫升～1000毫升，一般可持续4～6周。

正常恶露又可分为以下3种：

1.血性恶露

因为其色泽鲜红、含有大量血液而得名。血性恶露一般量较多，有时夹杂着较多小血块，其中含有少量胎膜及坏死的蜕膜组织。血性恶露一般持续3天左右，以后逐渐转为浆液恶露。

2.浆液恶露

随着子宫腔内的血管逐渐闭合，宫腔内的出血会逐渐减少，恶露中的血液也随之减少。浆液恶露因为含血量少，颜色淡红似浆液而得名。浆液恶露一般持续2周，之后逐渐转变为白色恶露。

3.白色恶露

白色恶露非常黏稠，色泽较白，其中含有大量的白细胞、坏死的蜕膜组织、表皮细胞及细菌，持续2～3周后干净。

如产后恶露排出的情况不符合上述规律应及时到医院就诊，请医生帮助检查并作出诊断，以防有异常情况存在。

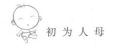

子宫收缩引起的腹痛

产后由于子宫复原和收缩，产妇常会出现下腹部阵发性剧烈疼痛，医学上称之为"产后宫缩痛"，哺乳时因为反射性催产毒分泌增多常使疼痛加剧，尤其是第二次分娩的产妇，疼痛感更明显，多持续2~3天后可自行缓解。

在胎盘娩出后，子宫圆而硬，子宫底在脐下一指。在产后第一天，子宫底稍上升至与脐平，以后每日下降1厘米~2厘米，至产后10天完全降入骨盆腔内。不过，子宫完全恢复至产前大小需要4周以上，而胎盘附着部位的子宫内膜完全恢复至少需要6周。在此期间，如果胎盘附着部位因子宫复旧不良出现血栓脱落，可引起晚期产后出血。

在妊娠期，由于腹壁受子宫膨胀的影响而长期牵拉，造成腹部弹力纤维断裂，腹直肌呈不同程度的分离，所以产后腹壁明显松弛，需要靠健身来恢复。腹部紧张度的恢复约需要6~8周。个人体质略有差异，一般腹壁原有的紫色的新妊娠纹会逐渐变成银白色的旧妊娠纹。

会阴伤口可自然愈合

分娩时，随着胎儿通过整个产道，阴道腔明显扩大，并因分娩时胎儿的压迫而略有充血、水肿，大部分在产后2~3日可以自行消退；阴道壁松弛，肌张力低，阴道黏膜皱襞可因过度伸展而消失，大约在产后3周阴道黏膜皱襞重新出现，但要完全恢复至未孕时的状态还需要更长的时间；会阴部如果有轻度裂伤，或者缝合的会阴切口，一般都会在产后3~5日内愈合。

住院期间，每天护士都会用高锰酸钾溶液冲洗会阴部伤口。产妇也要自己注意每次大小便后用棉球蘸无菌清水或生理盐水擦拭外阴部，擦去恶露。应先擦阴阜部及两侧阴唇、会阴部伤口，最后擦至肛门，绝对不可由肛门开始向上擦。

外阴伤口肿胀疼痛者可利用物理疗法，如红外线局部照射，还可用浓度为95%的酒精纱布或浓度为50%的硫酸镁湿敷外阴。分娩10天以后，恶露明显减少时，可用1：5000高锰酸钾溶液浸泡会阴，每天两次，每次15分钟，以促进会阴伤口愈合、消肿，缓解局部肿胀不适。当会阴伤口明显疼痛或出现异常分泌物时，如感受到伤口跳痛，应警惕伤口是否感染，必要时需请医生检查和治疗。

自然分娩后一周内，最好进食少渣饮食，如牛奶、藕粉、蛋汤、米汤、稀粥等半流质食物，以防形成硬便难以排出，影响会阴伤口的愈合。便秘时可以多吃些成熟的香蕉，有利于通便。同时注意多补充蛋、瘦肉，以促进伤口修复。还要多吃蔬菜和水果，多喝猪蹄汤等，除细粮外应吃些粗粮，不要吃辛辣及刺激性食物。在伤口未愈合前要少吃鱼类，鱼肉中含有的有机酸具有抑制血小板凝集的作用，不利于伤口的愈合。

产后为什么容易出汗

不论气温高低，在产后最初几天，新妈妈总是出汗较多，一觉醒来，总是满身大汗，遇到夏天，出汗就更多了。这是因为产后的皮肤排泄功能比较旺盛，尤其在入睡后和初醒时更为明显。产妇产后将妊娠期间体内聚积的大量水分通过皮肤予以排出，属于正常的生理现象。医学

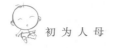

上将这种生理现象称为"褥汗"。这种褥汗，常在几天之后就会自然好转，不必治疗。但要随时用干毛巾擦汗，最好每晚用温水擦澡1次，还应勤换内衣裤，以防感冒。

产妇在分娩后体重立刻就可减少8千克~9千克。此后一周之内，由于大量出汗、利尿和子宫复原等，体重可减少几千克。这种体重的减少属正常生理现象，并非病理。

产后情绪容易波动

分娩后，新妈妈体内的雌激素水平、孕激素水平会急剧下降，常常导致情绪不稳定，有不少产妇出现烦躁、焦虑、郁闷、爱哭等情绪问题。据欧美国家统计，初产妇在产后第四天到第十天常出现为期1周的情绪抑郁，发生率占总人数的1/3~1/2。据国内统计，有50%~70%的初产妇在产后变得情绪低落、容易哭泣、遇事焦虑、注意力难以集中、健忘、悲伤、失眠、对婴儿过于担心。但因为这种病态心理一般仅持续短短的1周，所以容易被人们所忽视。

产后抑郁症

1.产后抑郁症的表现

产后抑郁症是一种在产后2周内突然出现的以抑郁为主要表现的精神障碍，主要表现为情绪低落、自责自罪、焦虑不安、反应迟钝，并伴有失眠、食欲减退、月经不调等。患产后抑郁症的产妇容易悲伤流泪，无心打扮，不思饮食，甚至连孩子也不想照顾，严重者有自杀倾向。产后抑郁症一般持续3周到3个月，个别情况可持续更长时间。

2.产后抑郁症的危害

妈妈患产后抑郁症会对婴儿造成不良的影响，会拒绝照顾婴儿，不愿抱婴儿或给婴儿哺乳；不注意婴儿的反应，婴儿的啼哭不能唤起妈妈的注意；厌恶孩子或害怕接触孩子，甚至出现一些妄想，如认为婴儿是新的救世主（夸大妄想），孩子生病或死亡（疾病妄想），孩子要被人抢走（空间妄想），孩子的形状、大小、色泽改变（体形改变），孩子变为野兽或邪恶的人（变兽妄想）等。

3.预防和应对的方法

对产后抑郁症，社会和家庭都要予以充分的重视，产前要尽量做好身体、心理、物质三方面的充分准备，帮助新妈妈顺利度过这一特殊时期。许多产后抑郁症是由于新妈妈体力不支、能力不够、奶水不足、睡眠紊乱等身体上的因素造成的，家人要多帮助新妈妈照顾婴儿，保证她能够充分休息，不要让她过度疲劳。家人不要对生男生女抱怨、指责，给她创造一个良好、和谐的家庭环境。另外，提倡母乳喂养本身是件好事，但家人逼迫新妈妈多吃能下奶的食物，好像妈妈只是喂养婴儿的工具，这也会使其身心受到某种程度的伤害。

在月子里，丈夫最好能陪伴在妻子身边，协助护理婴儿，如给婴儿洗澡、换尿布等。有些丈夫怕孩子哭影响自己的睡眠，夜里就独自到其他房间睡，这样会使妻子觉得委屈。丈夫要多陪伴妻子，体谅妻子产褥期的情绪异常，避免争吵。丈夫多与婴儿接触还会增进父子之间的感情。

新妈妈自己也要注意调节情绪，不要勉强自己做不愿意做的事，心

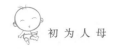

情不好的时候可以分散注意力，想一些高兴的事情；勇于寻求和接受帮助，告诉家人自己的困惑和烦恼，及时沟通，让他们了解你需要什么，不要把事情都隐藏在心里，让别人猜自己的心思；适当的锻炼会使心情愉快，还能更快地恢复美丽体形。

产后需要在医院住多长时间

如果是顺产，婴儿和产妇都没有什么异常情况，一般住院72小时，待婴儿进行疾病筛查采血后就可以出院。如果产妇行会阴侧切分娩，一般要等4～5天，等会阴切口愈合良好后出院。做剖宫产的产妇住院的时间要长一些，为5～7天。若产妇有妊娠或分娩并发症，需要视病情决定住院时间。

产后为什么要及时下床活动

产妇若不及时活动，不仅不利于产后会阴部的清洁卫生，还会影响产妇的身体健康。

有些产妇，产后3天仍然不能下床，问其原因，说会阴部疼痛，下床痛得更严重。结果，第四天会阴切口愈合可以出院时，她的右侧大腿却肿起来了，并且痛得厉害，经诊断产妇患了血栓性静脉炎。产后长时间卧床是导致产妇形成下肢静脉血栓的原因之一。所以医生嘱咐产妇产后要及时下床活动，它不仅有利于恶露的排出、子宫的复旧，还能促进血液循环，改善生理功能。

科学坐月子应注意什么

产妇产后活动应循序渐进地增加活动范围和活动量。产后前半个月可以做产后操、仰卧起坐、缩肛运动。半个月后可以做一些轻便的家务，较重的劳动应在满月以后做，并应注意不要站立过久。蹲位及手提重物的劳动也应尽量避免，以防发生子宫脱垂。

产妇需要"捂月子"吗

产妇分娩后，新陈代谢旺盛，出汗多，乳汁的分泌，恶露的排出……屋子里各种气味混合在一起会产生十分难闻的酸臭味。如果此时再关闭门窗不通风，那么产妇在这种环境中很容易发生产褥感染，影响身体健康。另外，如果在夏天着厚衣帽，就会使体内排热发生障碍，直接损害体温调节中枢而发生高热，引起产妇中暑。持续的高热，能使大脑中枢发生严重的损害，如不及时治疗，可导致产妇中暑死亡。

所以，产妇坐月子一定不要捂着，居室要适当通风换气，夏季衣着、被褥不宜过厚，以免影响散热。那种"捂月子"的说法是没有科学根据的。

产后为何容易发生尿潴留？排不出尿怎么办

1.发生尿潴留的原因

正常情况下分娩后4~6小时就会自解1次小便，大多数产妇都能顺利地排出尿来，但有些分娩不太顺利的初产妇，往往出现排尿困难，如排不出尿或排不净尿。检查时发现膀胱充盈很明显；有的能感觉到有明

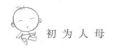

显尿意却排不出来，这种情况在医学上叫作"产后尿潴留"。

这是由于女性膀胱、尿道、尿道口与子宫、阴道在解剖上的位置非常靠近，导致在分娩过程中，有如下情况造成排尿困难：①胎头先露部分对膀胱和尿道的压迫，引起这些器官的充血、水肿，甚至创伤，导致尿道变窄，膀胱张力下降，收缩力差，妨碍排尿。②腹壁松弛，张力下降（排尿时需要增加腹压），使排尿乏力。③由于膀胱麻痹，失去限制而扩张，对尿量增加引起的压力改变不敏感，膀胱胀满而无尿意，从而造成排尿困难。④有的人不习惯躺着排尿，剖宫产的产妇尿潴留发生率明显高于自然分娩产妇，这可能与剖宫产术中术后放置导尿管有关。尤其是产后需要在床上解小便，许多新妈妈不能适应，因此很容易尿不彻底，留有残余尿，发生尿潴留。⑤有的人会阴伤口痛，对排尿有恐惧心理，尿道反射性地痉挛，因而排尿困难。由于发生尿潴留，加之产后抵抗力差，细菌容易乘虚而入，发生尿路感染。

2.如何应对产后尿潴留

对于尿潴留，首先应消除恐惧心理。产后4小时主动排尿，即使排尿很困难也应每3～4小时做一次排尿的动作，这样有利于锻炼膀胱逼尿肌和腹肌的收缩。产后多饮水，多喝汤，使尿量增多，既可清洁尿道，又可预防尿潴留。不习惯在床上小便者，可试着起床小便或坐在床上小便，小便时采取半蹲半立的姿势。用温水冲洗尿道口周围，或让产妇听流水声，以诱导其排尿。为了加强腹壁对膀胱的压力，可做深呼吸和用手按摩腹部，还可在下腹部放置热水袋，以刺激膀胱收缩，有利于排尿。针刺疗法也有一定效果。可选取关元、气海、三阴交等穴，使针感向尿道处传导。肌肉注射新斯的明0.5毫克。上述疗法均无效时，应在严密消毒下导尿，并留置导尿管，以后每隔3～4小时开放 1 次，1～2天后拔除导尿管，通常多能自行恢复排尿功能。

产妇在刚刚恢复排尿时，要注意膀胱内有无残余尿。检查的方法是：产妇排尿后立即在耻骨上方稍稍用力压小腹部，体会一下是否还有尿意。如果仍有尿意，说明有残余尿，可用上面列举的针刺或用药等方法治疗一个阶段，直到恢复正常排尿为止。

产后怎样做好外阴卫生工作

外阴部由于解剖上的特点，易被尿液、粪便及阴道分泌物所污染，尤其在产后，恶露自阴道流出，外阴部更易受到污染。因此如不注意卫生，加强护理，容易发生产后感染。具体的方法是：保持外阴清洁，垫以无菌的卫生巾；在产后 7 天内，每次大小便后更换卫生巾时，用棉球蘸无菌清水或生理盐水擦拭外阴部，拭去恶露。擦时应先擦阴阜部及两侧阴唇，最后擦至肛门，不可由肛门开始向上擦。如果有条件，可再用 1：2000新洁尔灭棉球擦拭；产妇在产后应当尽早下床活动，这不仅可以促进恶露的排出，还可降低污染的概率。

如果外阴部有裂伤或侧切伤口时，除上述措施外，伤口肿胀疼痛还可用浓度为50%的温硫酸镁溶液湿敷于患处，并口服止痛药；外阴缝合处如有感染及化脓时，应及早排出脓汁；创面除每天换药外，也可采用物理疗法，如红外线局部照射；尽量暴露伤口，不要用很厚的敷料包扎，以保证表面干燥，促进愈合。躺卧时，应卧向伤口的对侧，如会阴侧切口在左，应向右侧卧，以防恶露流出污染伤口而增加感染的机会。

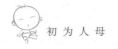

初为人母

产后乳房胀痛是正常现象吗

通常产妇在产后2～3天感到乳房发胀，并可挤出少量乳汁，因此在产后3～4天内，不要喝过多的肉汤，以免乳房过于胀痛不适。胀痛时最好用合适的乳罩悬托乳房，以利于血液循环，使疼痛减轻。如果胀痛不减，而且更为加重，可能是由于刚刚开始下奶，乳腺管不通畅所致。为疏通乳腺管可以按摩，具体方法是：由乳房的四周向乳头的方向轻轻按摩，可以自己操作或由别人协助；也可用干净的木梳背蘸些润滑油，从乳房的四周向乳头的方向按顺序滑动，均可起到疏通乳腺管的作用。然后，让婴儿吸吮乳头或用吸奶器将乳汁吸出，保持乳腺管通畅。乳汁排出后，既可避免乳汁淤积，乳房胀痛也会明显减轻。

如果乳房不仅胀痛，且伴有高热、发冷，乳房有硬结、红肿、触痛，可能是发生了乳腺炎，应立即到医院诊治。

产后什么时候开始授乳

母乳是新生儿的理想食物，身体健康的产妇都会用自己的乳汁哺育小宝宝。有少数妈妈因健康条件所限，或本身有传染病，不宜授乳。如患有活动性肺结核病、心脏病，其心功能在1级以上；患有较严重的肾脏病、重度贫血、乙型或急性肝炎及其他传染病时，均不适于哺乳。

关于开始授乳的时间，现在主张三早，即早接触、早吸吮、早开奶。产后就应当让婴儿吸吮乳头。可能有些产妇不理解，还没下奶，为什么那么早就喂奶？不是白受累吗？其实不然，早开奶的好处很多。因为乳汁分泌是受神经和多种内分泌激素支配与调节的，婴儿吸吮乳头对乳汁分泌是一种刺激，这种刺激通过感觉神经向上传到后脑，然后再作

202

用于垂体，使垂体分泌的催乳素浓度升高，从而促进泌乳。与此同时，垂体又产生一种叫作催产素的物质，这种物质不但可使乳腺管收缩，促进乳汁的排出，还能促进子宫平滑肌收缩，加速子宫的复原及恶露的排出。所以早开奶对母亲也有很大好处，是一举两得的事。

下奶的方法有哪些

母亲的乳汁量不足，就要采取下奶的方法使乳汁分泌量增多。母乳量不足的原因有：

● 由于乳腺本身的缺陷，如发育欠佳，虽然产后就开始授乳，但乳汁量总是不足。

● 失去了及早喂奶的机会，或中间曾停止喂奶一段时间而造成奶量不足。

● 母亲营养及健康状况差，或情绪不佳，使乳汁量少。

无论是什么原因引起的乳汁不足，首先都要鼓励乳母，使其对母乳喂养有信心，情绪乐观，虽然奶量少，也要坚持按时喂奶；饮食起居安排得当，不要过度劳累，睡眠应充足；饮食要富于营养，多喝些鸡汤、鱼汤、排骨汤、鲫鱼汤或猪蹄汤；在中医的专业指导下对症治疗。

少数母亲的乳腺发育不良，即使采用上述各种方法，也不会有太大效果，对此不要强求，同时适时添加配方奶，以保证新生儿生长发育的需求。

授乳前后的乳房护理

一般在产后 2 ～ 3 天乳房开始发胀，用手可挤出少量的初乳，以后

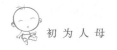

乳量逐渐增多。产后1周左右，初乳转为成熟乳。在乳汁尚未分泌时，就应当让婴儿吸吮乳头。

在婴儿尚未吸吮乳头之前就应当做好准备。先用棉签蘸植物油浸湿乳头，将污垢清除，然后用热水和软毛巾把乳房清洗干净并擦干。以后每次喂奶前，将乳头和乳晕用清水洗净，擦干，产妇洗手后才能喂奶。喂奶后亦应再挤一滴乳汁于乳头上，并用手涂抹开，以免发生皲裂。授乳期妇女平时应戴大小合适的乳罩，以支持胀大的乳房。当乳汁淤积而流通不畅时，不应让婴儿用力吸吮乳头，因为过度吸吮容易发生裂伤。

如有乳头破溃时，除用上述方法保持乳头清洁、干燥外，裂伤轻的仍可继续哺乳，裂伤重的要及时上药。局部可涂以复方苯甲酸酊或10%的鱼肝油合剂。也可用枯矾油。枯矾油的制法为：枯矾3克，研成细末，加热植物油10毫升，混合均匀。将油膏涂于乳头上。喂奶前应将药油清洗干净，然后采用乳头罩间接哺乳，直到痊愈后，方可直接哺乳。

产后洗脸、刷牙、梳头会有不良后果吗

有的产妇听说产后不能洗脸、刷牙，更不能梳头，以为会带来不好的后果。这种说法其实毫无科学根据，既不符合卫生要求，又影响健康。

产妇在经历10余小时的分娩过程后，往往已筋疲力尽，无暇顾及洗脸、刷牙，更不会去梳理头发，看上去蓬头垢面。胎儿娩出后，产妇腹内空空，一般在产后1～2小时即可进食。进食前应当洗漱干净，因此首先就要洗手、洗脸、刷牙、漱口，然后进食，以后则和正常人一样，每天照常进行。不但要梳头，而且还要时常清洗头发，尤其在夏天，由于

炎热、多汗，头发更应勤洗。但产后应注意的是，洗脸、刷牙、洗头，最好都用温水，水温以产妇不感到烫手而觉得舒适为宜。只要身体条件允许也可以洗澡，但一定是沐浴，不可坐浴。

产后应和正常人一样，每天照常洗脸、刷牙、梳头，既不会牙痛，也不会掉头发，不会存在所谓的不良后果，因此不必有此顾虑。

产后能吃水果吗

我国有些地方流传着产后不能吃生冷食物、咸味食物和酸味食物的风俗，所以有的产妇连水果都不敢吃。产后头几天消化能力差，应吃些容易消化、清淡而富含营养的饮食，以后再逐渐增加进食量。不但如此，产妇还应多吃些水果，以补充所需的维生素及无机盐。饭后可吃些水果，如苹果、橘子、香蕉等。水果不要太凉，如刚从冰箱拿出来的水果要放至常温后再吃。要注意清洁，清洗干净或去皮后再吃，以免发生腹泻。有的人怕凉，可切成块，用开水烫一下再吃。

产妇居室能通风吗

在我国，如何度过产褥期，许多年来仍在沿用一些旧的习俗。产后的"捂月子"就是其中的一种。"捂月子"要求：不管天气如何炎热，居室的门窗一定要紧闭；产妇要包扎头巾，盖棉被，穿长袖衣服，扎紧袖口和裤腿；不许擦身或洗澡。这都为的是避免"受风"。

在一些偏远地区，这些现象则更为严重，常常在盛夏也要把炕烧得热热的。这样一来，产妇捂得全身长满痱子，有时痱子化脓，形成皮炎。由于捂得厉害，体内的热不能散发，使体温升高，反以为是受了

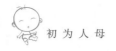

风寒，发生感冒，而采取与防暑降温相反的措施，即捂得更加厉害。最后导致产妇干热、无汗、呕吐、脉快、血压下降、昏迷，体温高达41℃～42℃，可因中暑而死亡，或者留下永久的残疾。因此，不要盲从类似没有科学依据的习俗。

现在提倡产后的居室一定要清洁舒适，空气新鲜，定时通风换气。夏天更要打开窗户，以利通风，但要避免强大的对流风直吹，以免产生关节疼痛。室内温度最好保持恒定，以20℃～22℃为宜，如果忽高忽低，易使产妇着凉，发生感冒。通风换气时，室内温度变化最好不超过3℃。夜间睡眠时，室温可稍低。冬季室内湿度以60%～65%为宜。居室内应有充足的阳光。

产妇还要用温水勤洗澡或擦身，要采用淋浴，不要盆浴，以免污水流入阴道内发生感染。应经常保持皮肤清洁和干燥。夏天炎热时床上可铺凉席，也可扇扇子，或采用其他防暑降温措施。如室内开空调，风只要不直接吹到产妇即可。

产后多久可以恢复正常劳动和工作

分娩时胎儿通过产道，使骨盆底部的肌肉筋膜被牵拉而极度伸张，并向两侧分离，甚至发生断裂。这样就使整个盆底和外阴部与妊娠前相比，不但松弛，而且张力也较差。这些变化都要在产褥期间逐渐恢复。

一般在产后6周左右，盆底组织基本恢复正常，没有完全恢复的，于6周后也不会再进一步改善。此时全身各器官的机能也都基本恢复正常，所以一般在产后8周就可以正常工作。而有过剖宫产手术的人，时间适当延长，于产后10周左右可以恢复正常劳动。从事重体力劳动者应再适当延长。以上是就产后身体恢复情况而言，而实际上影响产妇恢复工作的因素还有很多，因此产妇应根据自身情况来决定恢复工作的时间，不可操之过急。

产后42天做妇科检查的重要任务是什么

女性妊娠期间体内所发生的生理和解剖上的变化，在产后都会逐渐恢复到原来的状态。为了了解这些变化恢复的情况，保证产妇的身体健康，必须认真观察产褥期的各种变化，以便进行卫生指导。因此，要求在产后6～8周到医院进行一次全面检查，以发现母体全身有无异常情况。如有特殊不适，则应提前检查。检查的内容包括：测量血压、检查子宫复原及两侧附件的情况、腹部及会阴部伤口愈合情况、盆底托力、乳房及泌乳量等。

凡属异常妊娠，除上述一般检查外，应根据不同情况进行有针对性的检查。如妊高征要查尿蛋白；贫血者要查血红蛋白及红细胞系数；有泌尿系统感染者做尿常规检查，必要时做尿培养；患有糖尿病者，要查尿糖及血糖，必要时做糖耐量试验等。

产后子宫什么时候复原

妇女在妊娠期间，体内变化最大的就是子宫。子宫重量从原来未妊娠时的50克到妊娠足月时可达1000克，产后再慢慢恢复到原来的重量。现将子宫体、子宫颈和子宫内膜的复原过程，分述如下。

● 子宫体的复原：在胎盘娩出之后，子宫立即收缩，在腹部用手可以摸到一个很硬并呈球形的子宫体，它的最高处和肚脐水平同高。以后

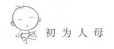

子宫体的高度，平均每天下降1厘米～2厘米，在10～14天时就会完全降入盆腔内，这时在腹部就摸不到子宫体了。产后6周左右，子宫体基本恢复到原来的大小。

● 子宫颈的复原：在分娩刚刚结束时，因子宫颈充血、水肿而变得非常松软，子宫颈壁也很薄，皱起来如同一个袖口，7天之后，才恢复到原来的形状。产后7～10天子宫颈内口关闭，手指尖就不易伸进去了。产后4周左右，子宫颈就恢复到正常大小。由于分娩时的损伤，初产妇的子宫颈外口失去原来的圆形而变为横裂。

● 子宫内膜的复原：胎盘和胎膜与子宫壁分离，由母体排出后，从子宫内膜的基底层，再长出一层新的子宫内膜。产后10天左右，除胎盘附着面外，其他部分的子宫腔全部被新生的内膜所覆盖。刚刚分娩后，胎盘附着部分的子宫壁面积约手掌大，至产后2周末直径已缩小至3厘米～4厘米，直到产后6～8周才能完全愈合，并不留任何胎痕。

上面所说的子宫全部恢复过程，以子宫颈复原较早，而子宫内膜恢复得较晚。

什么叫子宫复原不全

子宫复原不全是指产后已经多日，子宫收缩不好，还是较大而且柔软，不能恢复到原来的形状，褐色恶露持续不断。

正常情况下的子宫复原过程前面已详细叙述，这里不再赘述。如果子宫复原不全，子宫迟迟不能入盆腔，在耻骨上区总能摸到子宫底，时有压痛。这时还要注意恶露的颜色、量和气味。如果量多，为暗褐色或红褐色，就应考虑为子宫复原不全；如有臭味，可能已经发生感染了。

子宫复原不全是由于产后感染，如发生了子宫内膜炎或子宫肌炎，或者子宫内有胎盘或胎膜残留，影响子宫收缩所致。治疗方法：可先给些子宫收缩剂，如催产素、麦角流浸膏或益母草膏，以促进子宫收缩。如恶露有臭味，应加用抗菌药物。产后尽早下床活动，并及时排空直肠及膀胱内积存的大小便，躺卧时多变换体位，不要总是仰卧，以免子宫后倾，影响子宫复原。定期哺乳可反射性地使子宫收缩，对于促进子宫复原也有很大好处。

如果血性或褐色恶露长期不止，一定要到医院进行B超检查，确定原因，以便给予正确的处理。

如何预防产后子宫脱垂

分娩时由于胎儿通过产道，盆底的肌肉和筋膜被牵拉，并向两侧分离，肌纤维常有撕裂。这些改变和损伤在产后虽然能恢复一些，但很少能恢复到妊娠前的状态。分娩时会阴部亦常发生裂伤，使阴道口扩大而且松弛，阴道壁也失去原有的紧张度，变得松弛而容易扩张。上述改变都使骨盆底部变得比妊娠前薄弱。如果产后不加强锻炼，而且过早地参加较重的体力劳动，不但盆底组织不能早日恢复，反而使其更加松弛和薄弱。日后就有可能发生阴道壁膨出，甚至发生子宫脱垂。

为了预防子宫脱垂的发生，在产褥早期就应当做简单的康复体操，加强产后锻炼，并且逐渐增加运动量，以促进盆底组织早日恢复；在产褥期间不要总是仰卧，应当经常更换体位，如侧卧或俯卧，以避免子宫后倾，子宫更容易脱出；在做家务时，最好是站着或坐着，避免蹲位干活，如蹲着洗尿布或择菜；产后尤应防止便秘或咳嗽，因为这些都能增

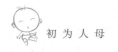

加腹腔内压，使盆底组织承受更大的压力而容易发生子宫脱垂。

产妇虽然容易发生子宫脱垂，但如果加以注意，则很少发生。

胎盘、胎膜残留的危害是什么

分娩时如果子宫内有胎盘或胎膜残留，容易发生产褥感染、子宫复原不全、晚期产后出血。胎盘残留在子宫中，有时出血量很多，可能发生休克，需要输血抢救。

如果产后有子宫复原不全，白带为血性并有恶臭，说明子宫腔内有感染，此时多伴有低热。当发生晚期产后出血时，一定要请医生仔细检查，如果发现子宫内有胎盘或胎膜残留，应立即在抗感染的同时，施行刮宫术，清除残留组织。在手术前后都要注射宫缩剂、抗生素及止血剂，以保安全。

有少数残留胎盘在子宫内形成息肉，其血运与子宫壁血运相通，引起出血不止，息肉可在子宫内长期存留，应当手术切除。

什么叫晚期产后出血？如何预防及治疗

一般情况下，产妇产后2小时内阴道流血量较多，2小时后出血量逐渐减少。如果产后24小时开始至产褥期间发生大量阴道流血，就叫作晚期产后出血。晚期产后出血发生的早晚，因病而异。

最常见的发病原因是：部分胎盘或胎膜残留在子宫内，胎盘附着面复原不全；剖宫产后，子宫壁切口裂开，引起大量出血。晚期产后出血有时出血量很大，因失血量多而发生贫血，甚至出现休克，如不及时处理，可危及生命。因此，一旦发生出血，应及时就医。在就诊时，产妇或家属应向医生提供详细的分娩资料，以供检查及治疗时参考。

胎盘残留子宫内引起的出血，其表现是：在产后10天左右，出现多次、反复的子宫出血，或突然一次大量出血，出血前没有什么预兆。诊断明确后应给予抗生素以控制感染，同时行刮宫术，立即清除子宫内的残留组织。刮宫前后给予子宫收缩剂，以促进子宫收缩，减少出血。

胎盘附着部位复原不全的出血原因是：胎盘种植面于产后尚未完全修复之前发生感染，引起出血。出血时间常常发生在产后2周左右，通常用子宫收缩剂与抗菌药物治疗。如果用药后仍出血不止，可采用刮宫的方法，刮出子宫内积存的组织，送病理检查。因此，刮宫不但有助于诊断，而且有治疗的作用。

如果是剖宫产，而且术中确已将胎盘及胎膜全部取净，出血时间发生又晚，常在缝合子宫的肠线溶解后才出血，往往是由于切口感染裂开，切口某处愈合不良，或切口处发生血肿而引起的。这种原因引起的出血，保守治疗无效时，多需开腹探查。

产后什么时候来月经

产后多久来月经？这往往与母亲是否哺乳，哺乳时间的长短，以及母亲的年龄有关。

一般女性在生产1个月以后，脑垂体对下丘脑所分泌激素的反应已经恢复正常，所以卵巢开始有新的卵泡生长、发育和成熟而发生排卵。排卵后2周左右就来月经。不给婴儿授乳的女性，上述变化可能发生得更早，在产后2～3个月就来正常月经。但也有少数女性虽然授乳，仍可能排卵，在产后2～3个月也会有月经来潮。在分娩后2个月左右就来月

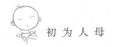

经的占18%～23%，大多数产妇于产后4～6个月来月经。

产后什么时候来月经还要看卵巢排卵的功能是否恢复，如果恢复得早，来月经也早。因为排卵是在月经来潮之前，所以产后不来月经仍可能怀孕。也就是说，只要有性生活，就应当采取避孕措施。

哺乳期要避孕吗？用什么避孕方法好

有的女性生孩子后，在哺乳期还没有来过月经就怀孕了，因此感到莫名其妙。其实这并不奇怪。如果在来月经前2周左右已有排卵了，这时性交，就可能怀孕，怀孕后当然不会月经来潮。由于不能预测产后什么时候开始排卵，想等来月经之后再避孕则为时已晚。所以，产后只要开始有性生活，就应当采取避孕措施。

哺乳期用什么避孕方法较为合适？要采用避孕效果好，又能达到性满足的方法。目前避孕的方法很多，各有优缺点。既要选择合适有效的方法，又要夫妻双方互相配合，有时甚至需要两种避孕方法并用，才能避孕成功。

1.避孕套

避孕套是哺乳期应当首选的避孕工具。它使用简单，但有人认为避孕套使性快感下降，而不愿使用。如果使用一种极薄而不影响性快感的避孕套会更好些。采用这种方法避孕，要求男方充分配合，要在性交一开始就戴上，事先还必须检查避孕套有无破损，并将顶端气体排出，性交后及时取出，才能保证效果。有时避孕套和避孕药膏并用，效果更佳。

2.宫内节育器

俗称"避孕环"，产后3个月如果来过月经，在月经干净后3～7天即可放置。如哺乳期闭经或产后3个月尚未来月经，可到医院检查，排除妊娠后，可放置宫内节育器。

如果产后出现恶露不绝、子宫出血、产褥感染等异常情况，要等疾病痊愈后再考虑放环。如果是剖宫产，放环时间应当在手术后半年左右。在放环前，可以采取避孕套避孕法。

哺乳期间子宫腔较小，子宫壁也薄，应由医生测量子宫，选用大小合适的宫内节育器。等到停止哺乳，子宫恢复正常后，通常还需更换一个稍大一点儿的宫内节育器。

哺乳期妇女不应服用避孕药避孕，因为药物可通过乳汁分泌出来，母乳喂养会对孩子产生一定影响。

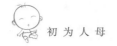

第二章 产后营养

　　刚生完宝宝的妈妈身体是很虚弱的，而且还要给宝宝哺乳，所以更要增加营养。但又不能一味地进补，要分阶段、分个体情况一边调理一边进补。

 ## 产后营养重点与滋补

产后3周营养重点

1.产后第一周以开胃为主

　　不论是自然分娩还是剖宫产，在分娩后的最初几天都会感到身体虚弱，胃口比较差。如果这时强行吃下太过油腻的食物，只会让胃口更差。因此，产后第一周饮食的重点是开胃而不是滋补，胃口好才会食之有味，吸收也才会好。应该吃些清淡的荤食，如瘦牛肉、鸡肉、鱼肉等，配上新鲜蔬菜一起炒，比如芦笋牛柳、菠萝鸡片、青椒肉片、茄汁肉末等，口味清爽，营养均衡。橙子、柚子、猕猴桃等水果也有开胃的作用。若能吃些糙米、胚芽米、全麦面包就更好了，可以有效预防和改善产后便秘。与大米相比，小米中铁、维生素B$_1$和维生素B$_2$的含量要高出很多，纤维素含量也高出2倍以上，因此产妇适量进食小米粥有助于体力的恢复、大便的排出。同时米粥中含有较多的水分，有利于消化、吸收。

2.产后第二周以补血为主

产后第二周，伤口基本愈合，经过第一周的精心调理，胃口明显好转。这时就可以开始重点调理气血了。苹果、梨、香蕉能减轻便秘又富含铁质，动物内脏也是铁质的优质来源。

分娩后，产妇多因气血亏虚而导致身体虚弱，可服用保健药膳滋补身体，增强体质。现介绍几种传统滋补方以供参考：

● 红糖小米粥：小米（又称粟米）100克，煮成粥后加适量红糖食用，有补气强身之功效，是产后常用的滋补佳品。

● 黑木耳粥：粳米60克，加入黑木耳15克，红枣25～30枚，共煮成粥后加适量红糖食用，可治产后贫血、脱发。

● 龙眼肉粥：粳米40克，加入龙眼肉12克，红枣10枚，共煮成粥后加适量红糖食用，可治产后贫血、身体虚弱、心悸失眠。

● 柏子仁粥：大米60克，加入柏子仁18克，共煮成粥后加蜂蜜10克～15克，搅匀后食用，可治产后血虚、便秘、头晕、心悸、失眠、多梦。

● 蒸龙眼西洋参：龙眼肉30克，西洋参3克，加适量白糖，蒸熟后食用，可治产后气血不足。

● 大枣人参汤：人参9克，大枣15克，炖熟后服用，可治产后失血所致的体虚。

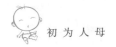

●姜汁鸭蛋汤：先把一个鸭蛋煮成汤，再加入一汤匙姜汁，搅拌煮沸后加适量食盐服用，可治产后脾胃虚寒所致的腹泻。

●猪骨枸杞黑豆汤：生猪骨500克，枸杞子30克，黑豆50克，红枣20枚。加适量水一同煮至烂熟，调味后饮汤食枸杞子、红枣、黑豆，有益气补血功能。

3. 产后第三周开始催奶

出生半个月的宝宝，胃容量明显增加，吃奶量与吃奶时间逐渐建立起规律，妈妈的产奶规律也开始日益与宝宝的需求合拍，可以开始吃催乳食物了。鱼汤、猪蹄汤、排骨汤等都是有效的催奶汤，如果加入通草、黄芪等中药效果更好。

催奶不应该只考虑量，质也非常重要。传统观念认为妈妈应该多喝蛋白质含量高的汤。经研究发现，被大家公认的最有营养的催奶汤，汤里的营养仅仅是汤中食材的20%左右！营养其实在食材里，所以科学的方法是汤要喝，煮汤的食材也要吃。

继续保持孕期养成的每日喝牛奶的习惯，多吃新鲜的蔬菜水果。吃得好、吃得对才能让奶量充足又不会发胖，这才是新妈妈希望达到的食效。

产后滋补宜忌

1. 产后忌滋补过量

分娩后适当进补是有益的，这样可补充产妇的营养，有利其身体的恢复，同时可以保证有充足的奶水喂哺婴儿。但是，如果滋补过量却是有害无益的。滋补过量的产妇，常常是鸡蛋成筐，水果成箱，罐头成行，天天不离鸡，顿顿喝肉汤。这种大补特补的做法，不但浪费了钱财，而且有损产妇身体健康。这是因为：

首先，滋补过量容易导致过胖。产妇过胖会使体内糖和脂肪的代谢失调，引起各种疾病。调查表明，肥胖者冠心病的发生率是正常人的2～5倍，糖尿病的发生率可高出正常人5倍。这对产妇以后的健康影响极大。

其次，产妇营养太丰富，必然会使奶水中的脂肪含量增多，若婴儿消化能力强，吸收得好，易造成婴儿肥胖，为孩子成年后的肥胖埋下隐患；若婴儿消化能力较差，不能充分吸收，就会出现脂肪泻，还会造成营养不良。

最后，因受母亲奶水脂肪含量过多的影响，会使婴儿发育不均，成为肥胖儿，对其身体健康和智力发育都不利。

2.滋补应注意的事项

（1）吃清淡、易消化的食物

一般来说，分娩后1～3天，应吃容易消化、比较清淡的饭菜，如煮烂的米粥、面条、新鲜瘦肉炒青菜、鲜鱼、鲜蛋类食物，以利消化和补充营养。产妇分娩3天后，就可以吃普通的饭菜了。可比正常人的饮食好一些，多吃点肉、青菜等，以利健康和下乳。但不要饮酒和吃辛辣食品，如辣椒、芥末、生姜等。还要注意饮食卫生，以免患胃肠传染病。吃鸡蛋也有滋补作用，但不宜吃得过多，吃多了则会消化不良。饮食安排的原则也应是荤素搭配，稀干兼食，少吃多餐，并根据产妇的身体情况和口味偏好随时调节饮食。如果产妇发生便秘时可多吃些水果和新鲜蔬菜；如患有贫血可多吃些动物的肝脏，以补充铁质。

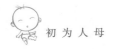

（2）产后慎吃味精

味精的主要成分是谷氨酸钠，新妈妈摄入的谷氨酸钠可通过乳汁进入婴儿体内，与婴儿体内的锌发生特异性结合，形成不能被身体吸收的谷氨锌而随尿排出体外，从而导致婴儿缺锌。为了婴儿不出现缺锌症，产妇应慎吃味精。一般而言，成人适量吃味精是有益无害的，但如果乳母在摄入高蛋白饮食的同时，又食用过量味精，除了会导致婴儿缺乏锌，还会使婴儿出现味觉差、厌食等症状，甚至造成智力减退、生长发育迟缓等不良后果。

（3）产后忌吃巧克力

产后新妈妈需要给新生儿喂奶，如果过多食用巧克力，对婴儿的发育会产生不良的影响。这是因为巧克力所含的可可碱会渗入母乳并在婴儿体内蓄积，损伤神经系统和心脏，并使肌肉松弛，排尿量增加，导致婴儿消化不良、睡眠不稳、哭闹不停。

产妇经常吃巧克力，还会影响食欲，使身体发胖，而必需的营养素却缺乏，这必然会影响产妇的身体健康，不利于婴儿的生长发育。

（4）有些食物应不吃或少吃

辛辣的食物：如辣椒、胡椒、小茴香、韭菜等，可助内热，不仅容易使人上火，出现口舌生疮，而且容易伤津、耗气、损血，加重气血虚弱，从而导致便秘。辛辣温燥的食物还会通过乳汁使婴儿内热加重，对婴儿的健康也不利。

浓茶、咖啡或酒：一般而言，少量饮酒可促进乳汁的分泌，对婴儿亦无影响，但过量时则会抑制乳汁的分泌，也会影响子宫收缩，故应少饮或不饮。

咖啡会使人的中枢神经兴奋，1杯150毫升的咖啡即含有100毫克的咖啡因，正常人1天最好不要超过3杯。但对哺乳的妈妈来说，应有所节制地饮用或停饮，否则会影响睡眠及肠胃功能，并通过乳汁对婴儿产生不利影响。

产后也不宜喝茶，这是因为茶叶中含有鞣酸，它可以与食物中的铁结合，影响肠道对铁的吸收，从而引起贫血。茶水浓度越大，鞣酸含量越高，对铁的吸收影响越大。另外，茶叶中还含有咖啡因，过量饮茶会使人精神振奋，不易入睡，影响休息和体力的恢复。茶内的咖啡因还可通过乳汁进入婴儿体内，容易使婴儿发生肠痉挛。

（5）吃鸡蛋越多越好吗

"坐月子"吃鸡蛋是我国许多地区的传统习俗，而且认为鸡蛋吃得越多，补充营养就越有保障。其实不然，鸡蛋虽然营养丰富，但吃得过多则会产生一系列不良影响。首先，鸡蛋吃得过多除了增加胃肠道负担外，还可使产妇营养过剩，引起产后肥胖。其次，摄入的多余蛋白质会在体内发生异常分解代谢，进而产生大量的硫化氢、组织胺等有害物质，使肠道过度膨胀，容易发生便秘。此外，在组织胺的作用下，有些产妇还会反复出现皮肤荨麻疹。再次，产妇会出现腹部胀满不适、精神淡漠或易激动、头晕乏力、食欲不振等症状。最后，严重的便秘还容易诱发痔疮。因此"坐月子"期间吃鸡蛋并非多多益善，一般以每天吃2～3个为宜。

（6）不宜长时间喝红糖水

中医认为，红糖性温，有活血作用，对于产后多虚多瘀的产妇尤为适宜，可以促进瘀血的排出和子宫复旧。因此，我国许多地方有产后

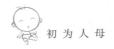

喝红糖水的习俗，甚至有的新妈妈喝半个月、一个月。其实，产后不宜长时间喝红糖水。因为产后10天恶露逐渐减少，子宫收缩也逐渐恢复正常。如果喝红糖水时间过长，红糖的活血作用会使恶露的血量增多，不仅会使产妇失血过多，而且会影响子宫的复原。而且过多地饮用红糖水容易形成龋齿；红糖水性温，如果在夏季过多地喝红糖水，必定会加速出汗，使身体更加虚弱，甚至中暑。另外，特别提醒的是，喝红糖水时应煮开后饮用，不要用开水一冲即饮，因为红糖在储存、运输等过程中容易滋生细菌，从而引起疾病。

（7）可以吃寒凉食物或喝冷饮吗

传统观念上的产妇饮食将寒凉食物和冷饮均划入禁忌之列，其理由是产妇肠胃功能脆弱，进食冷食后伤脾胃，容易腹泻，对孩子也会有不良的影响。同时中医也认为，女性产后身体气血亏虚，应多进食温补的食物，以利于气血恢复。产后进食生冷或寒凉食物不利于气血的充实，容易导致脾胃消化吸收功能障碍，不利于消化系统的恢复，还会给产妇的牙齿带来不良影响。此外，产妇吃生冷的食物也不利于恶露的排出和瘀血的祛除。

那么产妇到底可否吃生冷食物或喝冷饮呢？其实，上述食物和饮品并非对所有产妇均为禁忌，应因人而异。如果产前习惯于吃寒凉食物或喝冷饮，肠胃适应良好，那么在产后也可适量食用（如一些外国产妇）。另外，如果正处于炎热季节，进食生冷食物或喝冷饮则有利于降温消暑，可根据自身情况而定。对孩子而言，乳母进食生冷食物或喝冷饮后，这些食物或饮品并不会直接进入乳汁，而是在母体消化吸收后再转化为乳汁，孩子吸吮的母乳肯定是温热的，所以不会伤及孩子的肠胃。当然，如果母亲吃生冷食物或喝冷饮后孩子出现腹泻或呕吐，那么就要小心。还应注意食品卫生，同时不要贪食多吃，以免影响消化功能。产前无冷食习惯、产后肠胃功能欠佳或患病的产妇，均应避免进食冷食。

有利于产后恢复的水果和蔬菜

1.有利于产后恢复的水果

有些妈妈受传统习惯的影响，月子期间不吃生冷食物，甚至连水果都不敢吃。其实，产妇应多吃些水果，以补充所需要的维生素和无机盐。

● 香蕉：含有大量的纤维素和铁质，有通便补血的作用。产后常常卧床休息，肠胃蠕动减慢，容易发生便秘，再加上产后失血较多需要补血，而铁质是造血的主要原料之一，所以产后多吃香蕉能有效地防止产后便秘和产后贫血。妈妈摄入的铁质多了，乳汁中的铁质也就多了，对预防婴儿贫血也有一定的帮助作用。

● 橘子：含有丰富的维生素C，维生素C能增强血管壁的弹性和韧性，防止出血。分娩后子宫内膜有较大的创面，出血较多，多吃些橘子可防止产后继续出血。另外，橘子、橘核、橘络（橘子瓣上的白丝）有通乳的作用，吃橘子可预防乳腺管不通畅。但如宝宝有黄疸不可吃得过多，否则会加重宝宝的黄疸。

● 山楂：含有大量的山楂酸、柠檬酸，能够生津止渴、活血散瘀。产后因过度劳累往往食欲不振、口干舌燥、饭量减少。如果适当吃些山楂能够增进食欲、帮助消化，既有利于身体的恢复和哺育婴儿，又可以

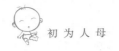

利用山楂活血化瘀的作用排出子宫腔内的瘀血，减轻腹痛。

● 红枣：含维生素C最多，还含有大量的葡萄糖和蛋白质。中医认为红枣是水果中最好的补药，具有补脾活胃、益气生津、调理血脉、和解百毒的作用，尤其适合产后脾胃虚弱、气血不足的人食用。其味道香甜，吃法多样，既可口嚼生吃，也可熬粥蒸饭熟吃。

● 桂圆：又叫"龙眼"，是营养极其丰富的一种水果。中医认为桂圆味甘、性平、无毒，入脾经心经，是补血益脾之佳果。产后体质虚弱的人适当吃些新鲜的桂圆或桂圆干，既能补脾胃之气，又能补心血不足。

2.有利于产后恢复的蔬菜

产后要摄取足够的钙、铁、胡萝卜素、维生素B_2、维生素C等营养素，这些营养素主要靠蔬菜提供。月子里每日进食蔬菜应在1千克以上，尤其应多吃绿叶菜。绿叶蔬菜含有丰富的维生素C和胡萝卜素，其中以菠菜含量最丰富。不仅如此，菠菜的含铁量也高，是适合产妇食用的黄金食物。

此外，产妇可以多吃莲藕，它能及早清除宫腔内积存的瘀血，增进食欲，帮助消化，促进乳汁的分泌，有助于对宝宝的喂养；产后容易发生腹部疼痛、尿潴留、睡眠不安等不适，多吃黄花菜可消除以上症状；黄豆芽中的维生素C能增加血管壁的弹性和韧性，防止产后出血，其纤维素能通便润肠，防止产后发生便秘；海带中含有丰富的碘，产妇多吃海带，可增加乳汁中碘的含量，有利于新生儿身体的生长发育，可以预防呆小症；莴笋有清热、利尿、活血、通乳的作用，尤其适合产后少尿及没奶的妈妈食用。

产后常见并发症与营养方案

产后便秘

1.产后便秘的原因

有的新妈妈在产后出现排便困难，大便干结，甚至诱发痔疮。究其原因主要有以下几点：

第一，由于妊娠晚期子宫增大，腹直肌和盆底肌被膨胀的子宫胀松，甚至部分肌纤维断裂，使产后腹肌和盆底肌肉松弛，收缩无力，腹压减弱，加之产妇体质虚弱，不能依靠腹压来协助排便，排便自然会发生困难。

第二，产妇在产后几天内多卧床休息，活动减少，从而影响胃肠蠕动，导致排便困难。

第三，产妇在产后最初几天内饮食单调，往往缺乏含有纤维素的食物，尤其是含有粗纤维的，这就削弱了对消化道的刺激作用，也使肠蠕动减弱，影响排便。

2.预防和应对的方法

产后便秘是可以预防的。分娩后应适当活动，不能长时间卧床。产后头两天应勤翻身，吃饭时应坐起来。两天后应下床活动。多喝汤，多饮水，每日主食中应适当配一定比例的杂粮，做到粗细粮搭配，力求主食多样化。在吃肉禽蛋时，搭配着吃一些含纤维素多的新鲜蔬菜和水果。平时应保持精神愉快、心情舒畅，避免不良的精神刺激。因为不良的情绪可使胃酸分泌量下降，肠胃蠕动减慢。

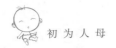

如果已经患有便秘，可取黑芝麻、核桃仁、蜂蜜各60克，先将黑芝麻、核桃仁捣碎，磨成粉，煮熟后冲入蜂蜜，分成2次1日内服完。这个方法能润滑肠道，通利大便。此外，如果便秘严重，可以用麻仁润肠丸或开塞露等药物通便。

以下食疗方可以配合治疗便秘：

杏仁粥

原料：杏仁10克，粳米100克。

做法：将杏仁洗净、去皮，用干净纱布包裹备用。将粳米淘洗干净后，放入锅中，加入杏仁及清水同煮，待米烂汁黏后即可取出杏仁，将粥放置一会儿，待稍凉后服用。

功效：益气养血，通便，适于产后津亏便秘者。

大麻仁粥

原料：大麻仁10克，粳米200克，白糖30克。

做法：将大麻仁洗净，用干净的纱布包裹备用。将粳米淘洗干净后，放入锅中，加入大麻仁、白糖及清水同煮，待米烂汁黏后即可取出大麻仁，将粥放置一会儿，待凉后服用。

功效：润肠通便，对于产后便秘效果较好。

松子仁粥

原料：松子仁30克，粳米100克。

做法：将松子仁研磨至粉末状。将粳米淘洗干净后，放入锅中，加入松子仁末及清水同煮，待米烂汁黏后即可食用。

功效：润肠增液，滑肠通便，适用于产后便秘。

柏子仁粥

原料：柏子仁15克，粳米60克，蜂蜜30克。

做法：将柏子仁洗干净，沥干，捣烂。将粳米淘洗干净后，放入锅中，加入柏子仁和清水同煮，待米烂汁黏后放入蜂蜜，再煮片刻即可食用。

功效：润肠增津，通便，适用于产后肠中津枯所致的便秘。

香蜜茶

原料：香油35毫升，蜂蜜65克。

做法：将香油、蜂蜜混匀后加沸水冲调后服用。每日早晚各一次。

功效：增液润肠、滑肠通便，对产后肠道津枯便秘者有一定疗效。

产后脱发

怀孕生子会使女性在生理上发生很大的变化。在怀孕期间，由于体内激素的改变，有些准妈妈的头发会变得乌黑、茂密，而在分娩之后2~6个月，原本一头乌黑飘逸的秀发变得干涩、枯黄，没有丝毫神采，并有不同程度的脱发，医学上称之为"产后脱发"。据统计，35%~45%的新妈妈会出现产后脱发。

1.产后脱发不必太担心

看着满头秀发明显脱落，很多新妈妈非常担心。其实这种担心是没有必要的。因为头发和身体的其他组织一样，也要进行新陈代谢。正常

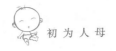

情况下人每天大约会掉50～100根头发，卷发脱落得会更快，只要每天掉200根以内也算正常。正常人的头发每隔5年就要全部更新一次，只是平时头发的更新是分期分批地进行的，人们一般不易觉察。女性头发更新的速度与女性体内的雌激素水平有关：雌激素水平高时，头发更新的速度会变慢；反之，当雌激素水平降低时，头发的更新速度会加快。在妊娠期间，脑垂体会出现生理性肥大，受其影响，雌激素分泌得也比平时多。这样一来，头发的寿命就会延长，脱发的速度也就变慢了，大量的头发"超期服役"。分娩之后，体内雌激素水平恢复正常，那些"超期服役"的头发便会纷纷"退役"，于是就出现了产后脱发，一般在产后6～9个月后便可重新长出秀发。

此外，产后脱发还与精神因素有关。女性在产前产后容易精神紧张，在养育小宝宝的过程中常会担心宝宝出现各种各样的问题，心情不能放松，导致自主神经功能紊乱，头皮血液供应不畅，头发营养不良，这些也会引起脱发。

有的产妇在产后一段时间内不梳头，怕出现头痛、脱发等。梳头不仅是美容的需要，而且通过梳子刺激头皮，还可促进局部皮肤血液循环，以供给头发生长所需的营养物质，可以防止脱发、早白、发丝断裂、分叉等。因此，产后梳头有益无害。

2.产后脱发的食疗方

饮食不科学、营养不良也容易造成头发折断、脱发。头发的成分98%是蛋白质，蛋白质对保证头发的营养和维持新陈代谢有重要作用。所以，产后在饮食方面，除应注意均衡摄取外，还应该多补充一些富含蛋白质的食物，如牛奶、鸡蛋、鱼肉、瘦肉、紫米等。另外，肉骨头汤不仅味道鲜美，还是健发妙药，具有减缓毛发老化的功效。日常休闲小食品——葵花子以及黑芝麻、核桃均为养发佳品。饮食治疗对于防治产后脱发效果颇佳。

龙眼人参瘦肉汤

原料：龙眼肉20克，人参6克，枸杞子15克，瘦猪肉150克。

做法：先将猪肉洗净切成块状，将龙眼肉、枸杞子洗净，将人参浸泡后切薄片。全部用料放入炖盅内，加水适量，以小火炖至肉熟即可食用。每日1剂。

功效：此方大补元气、养血生发，适宜于产后气血亏虚而引起的脱发者食用。

枸杞黑豆炖羊肉

原料：枸杞子20克，黑豆30克，羊肉150克，姜、盐适量。

做法：先将羊肉洗干净切成块状，用开水氽去腥味，再将枸杞子、黑豆分别淘洗干净，与羊肉、姜共同放入锅内，加水适量，先用大火煮沸后，改用小火煲2小时，加入盐调味即可食用。每日1剂。

功效：有补益肾气、养血生发之功效，适宜于产后肾气不足、精血亏虚而引起脱发者食用。

3.治疗产后脱发的小偏方

为了梳理方便和避免扯掉过多的未脱落的头发，洗发时应顺着头发的生长方向轻轻梳洗，不要全部拢到前面或由枕后向前额用力搓洗。用指腹轻轻地按摩头皮，或者用手指有节奏地按摩、刺激头皮，可以促进头皮的血液循环，有利于头发的新陈代谢。每天用清洁的木梳梳头100

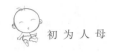

下也是一种很好的按摩方式。

服用维生素B₆、养血生发胶囊，用生姜片经常涂擦脱发部位，或在洗发水中加入柠檬汁、食醋，均可促进头部血液循环。另外，将生芝麻少许（40克～100克）与淘米水（2500毫升～3500毫升）共同煎至沸腾，稍冷却（40℃左右），每天洗发一次，待头发干后1小时再用清水冲洗。此方法治疗脱发有一定效果。

如果额部脱发较多，应限制食用人工合成的糖制品，如糕点、巧克力等，要多吃新鲜蔬菜；头顶部脱发较多者，宜多吃脂肪食物，应以葵花子油做日常食用油；脑后部脱发可多食各种深色蔬菜和水果。

产后乳腺炎

1.患乳腺炎的原因

乳腺炎是哺乳期最常见的疾病之一，预防乳腺炎的发生是非常重要的。

急性乳腺炎常常是由金黄色葡萄球菌引起的，可通过乳头皮肤的破损处入侵。婴儿吸吮乳头时，妈妈常有不同程度的乳头皲裂、糜烂或细小溃疡，这给细菌入侵大开了方便之门。细菌可经此入口沿淋巴管扩散到乳腺实质，形成感染病灶；细菌还可以通过乳腺导管开口，上行到乳腺小叶，再扩散到乳房间质中。

此外，由于有的产妇先天性乳头内陷、乳腺导管先天性不通畅，以及授乳经验不足等原因，不能使乳腺内的乳汁得以充分排空，以致造成乳汁淤积，淤积的乳汁也会为细菌的繁殖创造条件。乳头部位潮湿与温度的升高，更易造成细菌的感染。免疫力良好的患者，病情可能停留在轻度炎症期，可以自行吸收或好转；免疫力差者，却能引起感染扩散，形成乳腺脓肿，甚至脓毒血症。

急性乳腺炎多发生在哺乳期的初产妇身上，最初表现为乳头皲裂、疼痛，哺乳时疼痛加剧，以致产妇惧怕或拒绝哺乳，继而出现乳汁淤积、乳房胀痛不适等或乳房中有块状物存在，局部可以出现红、肿、疼痛、压痛或痛性肿块；感染严重者，可以发现肿块增大，伴有波动感，并可出现腋下淋巴结肿大、疼痛和压痛。同时出现寒战、高热等全身症状。

如果哺乳期的产妇发现乳房出现异常疼痛，红肿等现象，应及时就医。

2.乳腺炎的预防

急性乳腺炎是与产后哺乳相关的疾病，可以通过指导产妇使用正确的哺乳方法来进行预防。

● 要尽量避免乳头皲裂。要让婴儿正确吸吮，同时积极治疗鹅口疮，避免局部使用肥皂、酒精等干燥、刺激的物品，以防乳头皲裂；如发生乳头皲裂、破损者应暂停授乳，代以吸乳器，尽量使乳汁排空，局部使用止痛药膏，如酒花素、鱼肝油铋剂，以促进破口愈合。

● 睡觉时要采取仰卧位，以免挤压乳房。

● 要排空乳房，不要引起乳汁淤积，发现乳房内有乳核要及时揉开，也可用硫酸镁湿敷或热敷，还可在热敷后按摩，从乳房四周向乳头方向做轻柔的按摩，使乳腺管通畅以促进乳汁排出。另外，如果淤积严重，可求助专业通乳师，以免病情加重。

● 平时保持愉快的心情，不要"着急上火"；乳房疼痛时及时看医生，及时使用抗生素可以避免炎症的进一步恶化，形成化脓性乳腺炎。

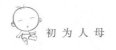

● 饮食宜清淡，发热时则需多喝水，并在医生的指导下使用镇痛药或抗生素。

总之，乳腺炎的发病很快，预防是很重要的，产妇在哺乳期间应密切观察乳房的情况，要把乳腺炎消灭在萌芽中。

3.乳腺炎的食疗方

蒲公英粥

原料：蒲公英60克，金银花30克，粳米50克～100克。

做法：先将蒲公英、金银花放入锅中加水煮，用大火煮开，然后用小火煎熬，去渣取汁，再加入粳米、适量清水煮成粥即可食用。

功效：清热解毒，适用于急性乳腺炎。

鲜橙汁冲米酒

原料：鲜橙汁半碗，米酒1～2汤匙。

做法：将米酒冲入鲜橙汁内即可服用。

功效：行气，止痛。适用于急性乳腺炎早期，如乳汁排出不畅、乳房红肿、硬结疼痛等。

蒲公英虾肉

原料：虾肉25克，蒲公英25克，白芍15克。

做法：将虾肉、蒲公英、白芍一起加水煎汤。食虾肉，饮汤。每日一剂，分两次食完，连用5日。

功效：适用于破溃期气血亏虚型急性乳腺炎。

三草红糖蛋

原料：夏枯草、蒲公英各15克，益母草20克，鸡蛋2个，红糖50克。

做法：将夏枯草、蒲公英、益母草装入干净纱布袋内，扎紧袋口，置于砂锅内，加清水适量，先用大火煮沸，然后打入鸡蛋，放入红糖，改用小火煨60分钟，将汤、蛋倒入碗中服用。

功效：清热解毒，化瘀消肿，适用于产褥期急性乳腺炎。

苍耳炒鸡蛋

原料：苍耳子仁10克，鸡蛋2个，花生油、盐适量。

做法：先将苍耳子仁研成细末，与鸡蛋一起拌匀；将锅烧热后倒入花生油，烧至八成热时，倒入已拌好的苍耳子仁与鸡蛋，煎熟，加盐和少量清水，煮沸即可食用。

功效：疏散风邪，化结消肿，适用于急性乳腺炎。

蜂房地丁汤

原料：蜂房10克，蒲公英50克，地丁20克，白糖适量。

做法：将蜂房、蒲公英、地丁和白糖一起放入锅中，加水煎汤即可饮用。

功效：适用于郁热内盛型急性乳腺炎。

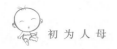

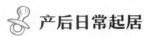

第三章　产后日常生活注意事项

🍼 产后日常起居

如果能科学、合理地安排产妇在产褥期的生活，将给产妇和孩子的健康带来很大好处。

重视产后的第一次小便和大便

由于生理上的原因，产妇产后排尿，尤其是第一次排尿，不像常人那样容易。有的产妇不习惯在床上排尿，造成精神紧张，解不出小便。对于产后第一次解小便不要轻视，否则会引起小便不畅，甚至尿潴留。最好的方法是产后6～8小时主动排尿，不要等到有尿意才解。排尿时尽量放松，最好在床上小便，因为这时产妇要完全卧床休息。当然，无特殊情况也可以下床如厕排尿。有的人只要用手按一按小腹下方或使用温水袋敷小腹就会有尿意。大多数产妇经过这样的辅助是可以顺利地进行第一次排尿的，以后则会更顺利。

生完孩子，第一次大便也很重要。应该多喝水，吃稀饭，吃面条汤，防止便秘的发生。不要吃容易上火的食物，特别是做过侧切的产妇，本来就使不上劲儿，再加上便秘，大便解不出来十分痛苦，甚至影响伤口的愈合。一旦发生便秘也不要急，可多吃些蔬菜、水果，多喝水，这样能使粪便软化而易排出。也可采用食疗法，润肠通便，如睡前饮蜂蜜水一小杯，每天早晨空腹吃1根香蕉，每晚空腹吃1个苹果，每日三餐吃稀饭，均可缓解便秘。必要时，可在医生指导下使用麻仁润肠丸或用甘油栓、开塞露，均可见效。

产后要及时下床活动

传统习俗认为，产后需要静养，越晚下床越好，甚至连饭菜都端到床上，其实这些做法弊多利少。产妇产后不及时活动，会对其身体产生很多不良影响，不利于身体健康。

产后长时间卧床是导致产妇形成下肢静脉血栓的原因之一。产妇如果长时间仰卧可引起子宫后位，出现腰骶酸痛等症状；同时，产后盆腔底部的肌肉组织也会因缺乏锻炼托不住子宫、直肠或膀胱而导致其膨出。适当的活动有利于子宫的复原和排出恶露；促进血液循环，减少盆腔及下肢血管血栓的形成；也能使腹部肌肉得到锻炼，而腹肌及盆腔肌肉、韧带的恢复可以保护子宫、直肠和膀胱等器官并使其尽快恢复；促进胃肠道的消化吸收，增进食欲，同时还能促进肠蠕动，防止肠粘连，恢复排便功能，防止便秘。所以，医生嘱咐产妇产后要及时下床活动。剖宫产的妈妈没有并发症，拔除导尿管后即可下床做轻微活动。

一般情况下，自然分娩后6～8小时即可坐起来，12小时后可自己下

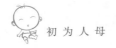

地大小便，48小时后可下地轻微活动。如果有产后体温升高，或患有心脏病、高血压、严重贫血等疾病，或行剖宫产手术等，或伴有其他产后并发症，应适当地推迟下地活动的时间。

产后1周，如果天气晴朗可到户外活动，呼吸一下新鲜空气，晒晒太阳，会使精神愉快、心情舒畅。但天气不好，如刮风或下雨就不要出去了。应该注意的是，不要着凉或过度疲劳，要量力而行。开始时每天到室外1～2次，每次不超过半小时，以后再逐渐增多。产后一个月才能外出，但不能去很远的地方，从到附近买东西开始，再逐渐走远。6周以后可以骑自行车或开车，也可带婴儿一起散步。但是不管怎么说，长时间步行及乘车都是造成子宫下垂的原因，所以应尽量缩短外出时间，旅行至少要在产后2个月以后。

产后居室要求

产后一个月是新妈妈恢复身体、开始承担并适应妈妈角色的重要时期，需要一个良好的环境来进行身体康复和哺乳。适宜的居室环境包括：

1.清洁卫生

在妈妈和宝宝出院之前，室内最好用浓度为3%的来苏水（200毫升/平方米～300毫升/平方米）进行湿擦或喷洒地板、家具和2米以下的墙壁，两小时后通风。同时，卧具等也要消毒，在阳光下晒5小时可以达到消毒的目的。除此之外，保持卫生间的清洁卫生不可忽视，使用后要随时清洗大小便池，以免产生臭气，污染室内空气。被褥要清洁、松软。

2.温度适宜

保持房间的温湿度适宜，冬天室内温度在18℃～25℃，湿度30%～50%；夏天室内温度在23℃～28℃，湿度40%～60%。夏天可以将房间内不直接对着妈妈和宝宝的窗户打开通风，也可将不对着妈妈和宝宝的空调打开降温。在冬季，房间内要注意保温。冬季取暖炉不可靠近妈妈和孩子。居室内应有充足的阳光。

3.空气清新

现在提倡产后居室要清洁舒适，空气新鲜，定时通风换气。夏天更要打开窗户，以利通风，但要避免强大的对流风直吹，以防凉风直吹产生关节疼痛。室内温度最好保持恒定，以20℃～22℃为宜，如果忽高忽低易使产妇着凉，发生感冒。通风换气时室内温度变化不超过2℃～3℃，夜间睡眠时室温可稍低。

室内空气清新有利于新妈妈保持愉快的心情，还有利于产后休息。如果室内空气不流通，空气污浊，易使母婴患呼吸道疾病。居室采光要明暗适中，随时调节。要选择阳光辐射和坐向好的房间做寝室，这样夏季可以避免过热，冬天又能最大限度地得到阳光照射。

产后要保证睡眠充足

经过分娩的劳累，新妈妈会感到身体极度疲乏，可产后又要给孩子喂奶，很容易出现睡眠不足的问题。睡眠不足会造成乳汁分泌不足，还会影响新妈妈的情绪，严重的会导致产后抑郁。其实这种情况是可以避免的。首先，妈妈不要在新生儿睡觉的时候做别的事情，应该利用这一机会和宝宝一起睡，多利用白天的时间休息；其次，可以在晚上较早入

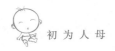

睡，由其他家人带孩子，到午夜时分再把婴儿带到妈妈的身边，让妈妈给孩子喂奶，然后安置其入睡，这样妈妈又可以连续睡上好几个小时。过了最初这段令人疲惫的时期，孩子晚上的睡眠时间就会逐渐延长，有时一晚上只需要起来一次，这时妈妈的身体就会逐渐好转，疲劳感也会逐渐消失。

产后性爱安全第一

人们习惯于把满月当作新妈妈身体完全复原的标准。很多夫妻在孩子刚满月时就恢复了性生活，实际上这样做为时尚早。因为分娩对子宫内膜和阴道壁所造成的损伤在4周内是不可能完全恢复的。专家认为，产后6～8周后恢复性生活才是安全的。在刚恢复性生活时，丈夫的动作要轻柔，节奏要慢一些，准备时间应长一些，否则很容易引起妻子的不快，甚至反感，还有可能导致妻子性冷淡。剖宫产的新妈妈最好等到产后3个月再开始性生活。

哺乳期女性由于受到神经、内分泌等多种因素的影响，产后卵巢暂时不排卵。这种不排卵、不来月经的时间长短很不固定，个体差异非常明显，短者产后1个月即来月经，长者直至停止哺乳才来月经。因此，产后，只要恢复性生活就应注意避孕。特别是剖宫产的新妈妈，一定要有严格的避孕措施。因为一旦怀孕，此时子宫切口未完全愈合，容易出现剖宫产疤痕部位妊娠，通常需做人工流产，有疤痕的子宫很容易发生穿孔，甚至破裂，严重的会危及生命。

使用避孕工具或放置宫内节育器是较常用的避孕方法。宫内节育器的放置时间因人而异，自然分娩的新妈妈在产后42天至产后3个月放置宫内节育环最好。因为此时子宫的大小已经恢复到正常水平。剖宫产术后满半年也可放置。产后放环应以不含避孕药的环为宜。

 ## 产后应注意个人卫生

注意口腔卫生

传统习俗认为，产妇刷牙会在日后令牙齿酸痛、松动，甚至会脱落，导致许多新妈妈在月子里不刷牙。其实这种说法是没有科学根据的。产妇应比一般人更注意口腔卫生。因为分娩时体力消耗很大，很容易使抵抗力下降，令病菌趁机侵入。另外，为了身体康复，在月子期间，新妈妈经常吃富含维生素、高糖、高蛋白的营养食物，如果饭后不刷牙，食物残渣长时间停留在牙齿的缝隙、沟槽内，发酵、产酸后可使牙釉质脱磷、脱钙、牙质软化，这时口腔内的致病菌就会乘虚而入，导致牙龈炎、牙周炎和多发性龋齿。月子里一天吃好几顿饭，食物残渣存留在牙齿表面和牙缝里的机会增多，使新妈妈口腔感染的机会增加，而口腔感染是产褥感染的来源之一。因此，产后应该每天早晚各刷一次牙，如能在每次进餐后都刷牙漱口对健康更为有利。

中医主张产后3天内宜用指刷，方法是：将食指洗净，或用干净纱布裹缠食指，再将牙膏挤于手指上，犹如使用牙刷一样来回上下揩拭，然后用食指按摩牙龈数遍。指刷有活血通络、牢固牙齿的作用，长期使用指刷能治疗牙龈炎、牙龈出血、牙齿松动等。新妈妈如果以前患有牙疾，应当多以指刷为佳。

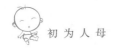

漱口有盐漱、含漱、药液漱。盐漱是指每天早晨把约3克盐用温水慢慢溶化，用其冲洗牙齿，这样做可使牙齿牢固，避免松动；含漱是指每次饭后用温水漱几次口，清除食物残渣；药液漱是指将中草药水煎或浸泡后，用药液水漱口，用药液漱口要根据产妇的不同症状选择不同的药。另外，还可用清洁杀菌效果较好的含漱液，每次用15毫升左右，含1～1.5分钟，每日3～5次。含漱后15～30分钟内不要吃任何食物，以充分发挥药液的清洁消炎作用。饭后漱口和晚上刷牙后就不要再吃东西了，尤其不要吃甜食。若有吃消夜的习惯，吃完消夜后应该再刷一次牙。

产后不要立即洗澡

产后汗腺很活跃，容易大量出汗，而且乳房胀还要淌奶水，下身又有恶露，全身发黏，几种气味混在一起，会让产妇很难受。这时应比平时更讲卫生。

从科学的角度来讲，产后完全可以照常洗澡。及时洗澡可使全身血液循环增加，加快新陈代谢，保持汗腺孔通畅，有利于体内代谢产物通过汗液排出。还可调节自主神经，恢复体力，解除肌肉和神经疲劳。

一般认为，正常分娩者分娩后2～5天便可以洗澡，但是不应早于24小时。洗澡以选用淋浴为佳，产后6周内不宜洗盆浴或在大池内洗浴，以免不干净的洗澡水流入生殖道内引起感染。产妇不要空腹洗澡，以免发生低血糖，引起头晕等不适。洗澡时间也不宜过长，每次5～10分钟即可。洗澡时室内的温度以20℃最为适宜，水温调节至36℃～40℃。

新妈妈产后汗腺分泌旺盛，汗毛孔常呈开放状态，加上身体潮湿，遇风就会觉得全身湿冷，这就是风寒容易入侵的缘故。经过妊娠、分娩的消耗，新妈妈体力一般较弱，如果受了风寒很容易患上感冒、肺炎，因此产后应当注意避风，尤其是在冬季。冬季沐浴时应将浴室的门窗关好，保持温暖，而且最好有人陪伴照顾。夏季浴室内要空气流通，水温应与体温相似，约37℃，切不可用凉水淋浴，否则容易导致产后月经不调、全身疼痛等。

洗澡后不要立刻把湿头发扎成辫子，也不要立即睡觉，否则容易引起头痛、颈痛。洗澡的次数不能太多，应比正常人略少。如果分娩过程不顺利，出血过多或平时体质较差，则不宜勉强过早淋浴，可改为擦浴。

产后要注意外阴卫生

外阴部由于解剖上的特点，易被尿液、粪便及阴道分泌物所污染。尤其在产后，恶露自阴道流出，外阴部更易受到污染，如不注意卫生，不加强护理，容易发生产后感染。护理的方法有：

● 保持外阴清洁，垫以无菌的外阴垫；

● 在产后7天内，每次大小便后更换外阴垫时，用医用棉球蘸无菌清水或生理盐水擦拭外阴部，拭去恶露。擦时应先擦阴阜部及两侧阴唇，最后擦至肛门，不可由肛门开始向上擦。如果有条件，可再用1∶2000新洁尔灭溶液棉球擦拭。

● 产妇在产后应及早下床活动，这不仅可以促进恶露的排出，还可减少污染的机会。

如果外阴部有裂伤或侧切伤口，除上述措施外，伤口肿胀疼痛还可

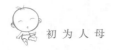

用浓度为50%的温硫酸镁溶液湿敷于患处，并口服止痛药；外阴缝合处如有感染及化脓时，应及早排出脓汁；创面除每天换药外，也可采用物理疗法，如红外线局部照射；尽量暴露伤口，不要用很厚的敷料包扎，以保持表面干燥，促进愈合。躺卧时应卧向伤口的对侧，如会阴侧切口在左，应向右侧卧，以防恶露流出污染伤口而增加感染的机会。

产后42天检查

女性妊娠期间体内所发生的生理变化，在产后都要逐渐恢复到原来的状态，为了了解这些变化的恢复情况，保证产妇的身体健康和劳动能力，必须认真检查产褥期的各种变化，以便进行卫生指导。因此，要求产妇在产后6~8周到医院进行一次全面检查，以确定产妇全身及生殖器有无异常情况，如有特殊不适则应提前检查。

常规检查项目

1.体重

如果产褥期体重过度增加，应坚持锻炼，应多吃富含蛋白质和维生素的食物，减少糖类和主食的摄入量。

2.血压

无论妊娠期的血压正常与否，产后检查都应测量血压。如果血压尚未恢复正常，则应进一步治疗。

3.尿常规、血常规

患妊娠期中毒症的产妇，要注意其恢复的情况，并做尿常规检查；

对妊娠并发贫血或产后出血的产妇，要检查血常规，如贫血，应及时治疗；患有心脏病、肝炎、泌尿系统感染或其他并发症的产妇，则应到内科或妇科进一步检查和治疗。

4.盆腔器官检查

要检查会阴及产道的裂伤愈合情况，骨盆底肌、组织紧张力恢复情况，以及阴道壁有无膨出；检查阴道分泌物的量和颜色，如果是血性分泌物且量多，则表明子宫复原不良或内膜有炎症；检查子宫大小是否正常和有无脱垂，如子宫位置靠后，则应采取侧卧睡眠，并且要每天以膝卧位来纠正；检查子宫的附件及周围组织有无炎症及包块；行剖宫产术的产妇，应注意检查腹部伤口愈合情况，以及子宫与腹部伤口有无粘连。

特殊检查项目

对于异常妊娠者，除上述一般检查外，还应根据个体情况进行必要的检查。如妊高征要查尿蛋白；贫血者要查血红蛋白及红细胞系数；有泌尿系统感染者做尿常规检查，必要时做尿培养；患有糖尿病者，要查尿糖及血糖，必要时做糖耐量试验等。

 产妇患有疾病是否可以哺乳

母体携带乙肝病毒能否进行母乳喂养

关于母体携带乙肝病毒的母乳喂养问题，现在一般认为：携带乙

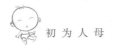

肝病毒的产妇，如果为单纯乙肝表面抗原阳性，可以考虑母乳喂养；但急性乙肝、乙肝表面抗原和乙肝 e 抗原双阳性的产妇，产后不宜母乳喂养。此外，携带乙肝病毒的产妇，应注意个人卫生，喂奶前应认真清洁乳头，避免口对口地喂食，饭前便后要注意洗手。还有的产妇是丙肝病毒携带者，且丙肝病毒的RNA核糖核酸滴定度较高时，也不适宜喂奶。

患心脏病的产妇能否哺乳

产后48小时内，由于子宫收缩而使大量血液进入血液循环中，同时原来怀孕时蓄积在组织内的液体也急剧地被回吸到血液循环中，由此使参与循环的血液量大幅度增加，大大地增加了心脏的负担。对患心脏病的产妇来说，稍有不注意就会导致心力衰竭的发生。因此，患心脏病的产妇，产后最初3天应当充分休息并严密观察，暂不哺乳，待产后心脏病情比较稳定后再行哺乳。最初几天哺乳，应在保证足够的休息时间的前提下进行，同时仍应密切观察产妇的心率、心律、呼吸、脉搏、血压、体温等变化，一旦出现或疑似出现心力衰竭的症状，应立即停止哺乳。

产褥期患有一般的疾病可否哺乳

产褥期患病是否可继续哺乳，应视具体情况而定。

● 产妇身体虚弱，在未恢复健康之前，一般不宜哺乳。

● 产褥感染治疗期间，应根据治疗药物的种类而决定能否哺乳，应在医生的指导下用药，用药期间尽量不哺乳，待病情好转可继续哺乳。

在使用甲硝唑类药物时也最好不喂奶，因为会加重新生儿黄疸。通常在产后一个月内不选用磺胺类药物，也不用四环素和氯霉素。

● 在乳腺炎初期或轻度乳头皲裂的情况下，仍可继续哺乳。如果已经发生乳房胀肿，则必须停止患病侧乳房的喂哺，健侧仍可继续喂哺。严重的乳头皲裂应暂停哺乳，暂停哺乳期间应使用吸奶器定时吸出乳汁，以保持乳房持续泌乳功能，待皲裂治愈后可继续哺乳。

● 产褥期高热（体温达38.5℃以上），在病因尚未查明之前，应暂停哺乳。

不能哺乳或断奶后如何退奶

母乳喂养的优点很多，如易消化、营养价值高、温度适宜、喂养方便等。但如果妈妈因患病、工作等原因长时间不能哺乳时，该如何退奶呢？可考虑下述方法：

● 首先在饮食方面要注意少喝汤，少吃流质和油腻的饮食。

● 口服倍美力，每片0.625毫克，每次7片，每日3次，共服5～7日便可退奶。

● 口服己烯雌酚，每次3毫克～5毫克，每日3次，连服5日。有些妈妈服药后常感头昏、恶心，因此最好在饭后服药，同时服用维生素B_{12}，每次20毫克，每日3次，可以减轻症状。己烯雌酚也可以肌肉注射，每次5毫克，每日1～2次，副作用很小。有人采用克罗米酚来抑制乳汁分泌，用量为每日50毫克，连服5日，服药不久胀奶症状即可减轻。

● 中药回奶可采用神曲15克，枳壳15克，焦麦芽50克，水煎服，每

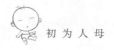

日1剂，连服3～5日。外敷的中药有芒硝。将芒硝250克捣成细粒，分别置于两个纱布袋内，两乳房上各放一个，外加乳罩或布带紧束以固定之，因药物潮解后变成硬饼，应每日更换1次，3～5日后便可消除奶胀。

● 如果乳房内乳汁淤积成块，可以冷敷，但温度不能太低，水稍微冷冻一下就可以。这样既可止痛，又可消散硬块。

第四章　产后健身与美容

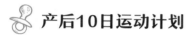

产后10日运动计划

　　妈妈经过10个月的漫长妊娠，体态变得十分臃肿，虽然分娩后减轻了一定的负担，但行动起来总觉得不如从前灵活，所以很多产妇都急于恢复体形。在分娩后最初几周，由于十月怀胎及分娩的艰辛，产妇还是需要适当多休息，但轻微的家务和温和的运动还是允许的，如给孩子喂奶、换尿布、洗澡等。产妇在第一个月内要避免繁重的工作或举高，分娩6周内应避免性行为，防止感染。产后6周左右回医院做母子健康检查，并向医生咨询有关孩子喂养或睡眠习惯等问题。

　　确定自己是否已经恢复到正常状态，如已完全恢复即可做产后运动操了。产后运动操可以帮助你恢复体形，使你更健美。

1.产后第一天

　　可以在床上做抬头运动：仰卧，两手置于腹部，头向上抬起，可连做两个8拍（图16）。

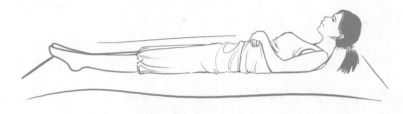

图16

2.产后第二天

腹部锻炼：仰卧床上，将手放在身体两侧，深吸气使腹部膨胀，然后轻轻呼气，同时用力收缩腹部肌肉，使腹部下陷。此项锻炼有利于紧实腹部的肌肉。

上肢锻炼：平卧床上，两腿稍稍分开，两臂平伸，与身体呈直角，然后慢慢抬起两臂，保持肘部平直，当两手接触时慢慢放下两臂。此项锻炼有利于加强双臂及胸部肌肉的力量（图17）。

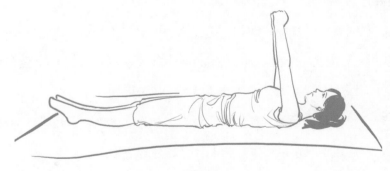

图17

3.产后第三天

下肢腰背锻炼：平卧床上，两臂放于身体两侧并与身体稍微分离，然后轻轻抬起双膝、臀部及后背，使身体呈弓形。此项锻炼有利于恢复大腿肌肉及腰部肌肉的力量（图18）。

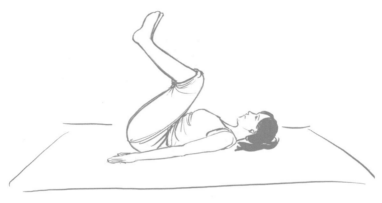

图18

4.产后第四天

腹肌及臀部锻炼：仰卧床上，两膝及臂屈曲，以两肘及两脚支撑，收紧腹部，朝天花板方向上顶，同时用力收缩臀部。此项锻炼有利于紧实腹部及臀部肌肉，减少脂肪（图19）。

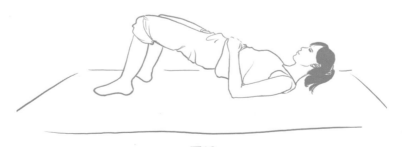

图19

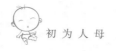

5.产后第五天至第十天

腹肌及腿部锻炼：仰卧床上，以右侧下肢支持，稍微抬高头部及左膝，但不要接触，然后恢复原位；以同样的方法再做左手和右膝的动作。此项锻炼有利于紧实腹部肌肉（图20）。

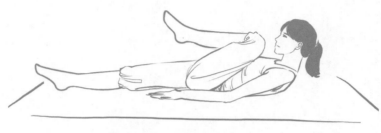

图20

肛门及阴道肌肉锻炼：平卧床上，两脚交叉，大腿并拢，尽量将会阴及肛门肌肉收缩，提起后稍坚持一会儿再放松。如此反复进行，对会阴部及阴道肌肉张力的恢复、预防子宫脱垂、增强性功能十分有益。

 ## 产后美容美体

内调外护祛除妊娠斑

分娩后由于体内激素分泌恢复到怀孕前的正常状态，大部分人脸上的妊娠斑会自然减轻或消失，但也有人依然如故。消除妊娠斑需要一定的时间，此外，妊娠斑的减轻也依赖众多的因素。因此，在日常生活中应注意以下几个方面，做到养护结合。

- 不急、不躁、不忧郁，保持平和的心态，良好的情绪。

- 每天至少要保证睡8小时以上。

- 可选用含天然成分及中药成分的祛斑护肤品；做好防晒，根据季节不同选择SPF（防晒系数）不同的防晒品。

- 要多吃富含维生素C、维生素E及蛋白质的食物，如西红柿、柠檬、鲜枣、芝麻、核桃、薏米、花生米、瘦肉、鱼类等。维生素C可以抑制代谢废物转化成有色物质，从而减少黑色素的产生；维生素E能促进血液循环；蛋白质可以改善皮肤状况。少食油腻、辛辣食品，忌烟酒，不饮用过浓咖啡。

- 可以自制一些简易的面膜，在家敷面，也可收到一定的效果。如将冬瓜捣烂，加蛋黄一个，蜂蜜半匙，搅匀敷脸，20分钟后洗掉；将黄瓜磨成泥状，加入一小匙奶粉和面粉，调匀敷面，15～20分钟后洗掉；平时也可用黄瓜汁、冬瓜汁、柠檬汁等涂面部。

产后不宜长时间束腰

许多新妈妈为了保持优美的体形，在产前就提早准备好腹带、健美裤，她们认为产后束紧腹部有助于体形的恢复。于是，孩子生下来后就将自己从胯部至腹部紧紧裹住，其实这样做是不科学的。正常剖宫产术后，医生都会让产妇用腹带收紧腹部，这样可以减小腹部的张力，促进腹部伤口的愈合，但伤口愈合后就不宜长时间用腹带裹腹了。

腹部是人体大血管密集的地方，产褥期裹腹不仅无助于恢复腹壁的紧张状态，反而会导致腹压增加，腹腔动脉受压会导致血管的供血障碍；脊椎周围肌肉受压还会妨碍肌肉的正常活动以及血液的供应，引起

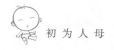

腰肌劳损等问题；腹腔静脉受压则引发下肢静脉曲张或痔疮，并可导致回心血量减少；腹压增加还可使产后盆底支持组织和韧带对生殖器官的支撑力下降，导致子宫下垂、子宫严重后倾后屈、阴道前后壁膨出等并发症；同时还可因生殖器官正常位置的改变，导致盆腔静脉瘀血，引起盆腔炎、附件炎等各种妇科疾患，严重影响健康。束腰还可以使肠道受到较大的压力，导致肠蠕动缓慢引起食欲不振或便秘等问题。

附录　婴幼儿正常生长发育表[1]

月（年）	体重（kg）	身高（cm）	头围（cm）	平衡及粗细动作	语言	适应能力
初生	3.18	50.0	33.7	吸吮吞咽活动	啼哭	握指动作
1个月	4.75	56.0	37.4	动作无规律	哇哇哭	注视前方亮光
2个月	5.72	59.4	39.1	俯卧被托起后头与躯干呈直线	发出个别语音	两眼追物80度，会微笑
3个月	6.46	61.8	40.3	抬头、胸、腿伸直，给玩具时手能握紧	呻吟作语，会大声笑	看玩具，妈妈不在时表现出不愉快
4个月	7.07	63.8	41.4			
5个月	7.50	65.5	42.3	稍会坐，扶之能站直，喜欢扶立、跳跃	发出个别音节，如妈、爸、唇音为主	能伸一手取物并塞向口中，认熟人和生人
6个月	8.09	67.8	43.3			
8个月	8.68	70.5	44.4	会爬、独坐、扶之能站立	能发出"爸爸""妈妈"等复音	两手会传递玩具
10个月	9.12	73.0	45.1	扶物站稳	发音有方言语调，能模仿大人的声音	拇指、食指对捏取物
12个月	9.56	75.8	45.7	能自己站立，扶一只手可以走	能用简单的词语表达意思	会招手再见，会递物，穿衣、会伸手入袖，会用杯喝水

[1] 体重、身高、头围为平均值，仅供参考。

续表

月（年）	体重（kg）	身高（cm）	头围（cm）	平衡及粗细动作	语言	适应能力
15个月	10.08	78.6	46.3	自己站得很稳，会爬台阶，会叠两块积木	会说"吃""睡"等，会叫出熟悉的物品名	会指出所需要的东西
18个月	10.35	81.0	46.8	跑得稳，拉一只手可上台阶	可叫出图画上的物品名	会自己吃东西，有困难知道找人
21个月	11.14	83.7	47.3	上下楼梯一次一级，会开门	会说两三个字组成的话，如"我吃饭"	会画圆圈，基本能控制大小便，会看图听人讲故事
2岁	11.96	87.3	47.7			
3岁	13.70	94.7	48.6	能两脚交替上下楼梯，会折叠纸张	知道性别和年龄，会说多字的话	会画十字或描圆圈，玩简单游戏，会洗手等
4岁	15.41	101.7	49.3	会一只脚跳，能用剪刀剪图画	会讲小故事	可模仿画简单的画，自己会上厕所，知道线的长短，爱同小朋友玩
5岁	17.09	108.1	49.9	会双脚齐跳	能正确说出四种颜色，会唱儿歌	会区分物体轻重，会穿衣、脱衣、认字、写字、数十以内的数